LIDIA FOLGAR

Aprender a comer solo

LIDIA FOLGAR

Aprender a comer solo

Todo lo que necesitas saber sobre la alimentación complementaria desde el enfoque **Baby-Led Weaning**

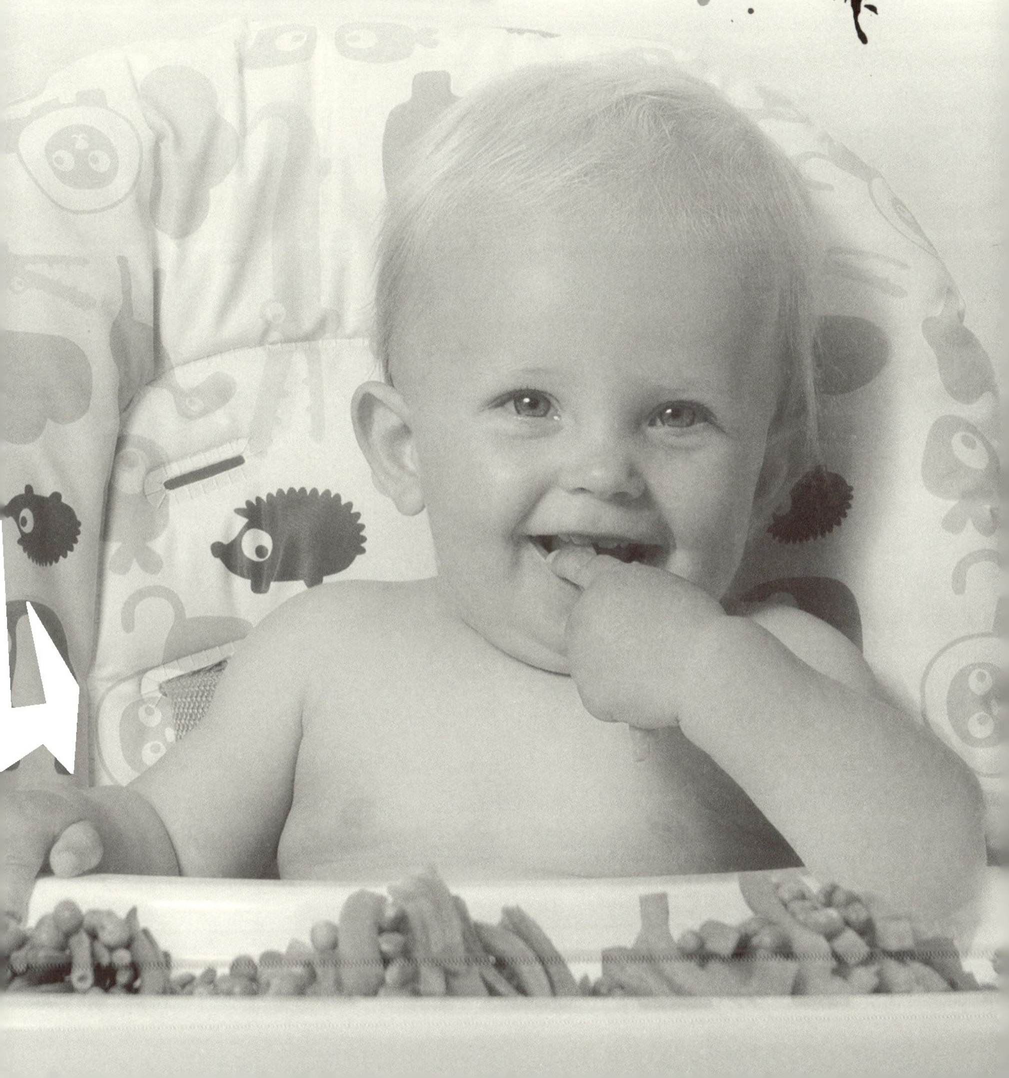

Primera impresión: enero de 2017
Primera reimpresión: abril 2017
Segunda reimpresión: noviembre 2018
Tercera reimpresión: octubre de 2021

Cocina, dietética y Nutrición • Editorial Arcopress
Directora editorial: Isabel Blasco
Diseño, maquetación y documentación gráfica:
Fernando de Miguel

Imprime: Lince Artes Gráficas
ISBN: 978-84-16002-78-8
Depósito Legal: CO-36-2017
Hecho e impreso en España - *Made and printed in Spain*

FSC www.fsc.org MIXTO Papel procedente de fuentes responsables FSC® C120701

Para Gael, el culpable de hacerme mejor persona cada día.

Agradecimientos

A Ángel por su ayuda y generosidad, sin la cual este libro no hubiera visto nunca la luz.

A Carlos González por sus altruistas aportaciones y su vocacional «compromiso con la causa».

A Lucía Martínez (www.dimequecomes.com) por su colaboración desinteresada.

A Isabel Blasco por la confianza depositada.

Índice

Bloque III. Baby-led weaning sin riesgos

Bloque IV. ¡A cocinar!

Prólogo

Como casi todo el mundo, no recuerdo lo que comía yo a los seis meses. Tengo, sin embargo, la absoluta seguridad de que no fueron papillas y purés, no al menos como los de ahora, porque recuerdo bien el día en que mi madre se compró la primera batidora, y yo tenía ya siete años. Así que de pequeño me debieron dar comida cortada a trocitos o aplastada con el tenedor. Como mucho, pasada por el pasapurés, aquel de la manivela, con el que la comida queda grumosa, no líquida como con la batidora eléctrica. Y no creo que mi madre usase a diario aquel aparato incómodo y difícil de limpiar, al que odiaba con toda su alma.

Y tampoco creo que mi madre fuese a preguntar a un pediatra en qué mes se introduce la berenjena. No existía eso del «control del niño sano»; los niños sanos crecíamos descontrolados y salvajes. Comíamos como han comido los niños durante cientos de miles de años: comida normal como la que comían sus padres, tal vez cortada en trozos, pero no triturada, en el momento, en el orden y en la forma que cada familia consideraba oportuno. Es curioso que lo que hacían nuestras bisabuelas parezca ahora una gran novedad y tenga un nombre en inglés, tan largo que apenas usamos las iniciales.

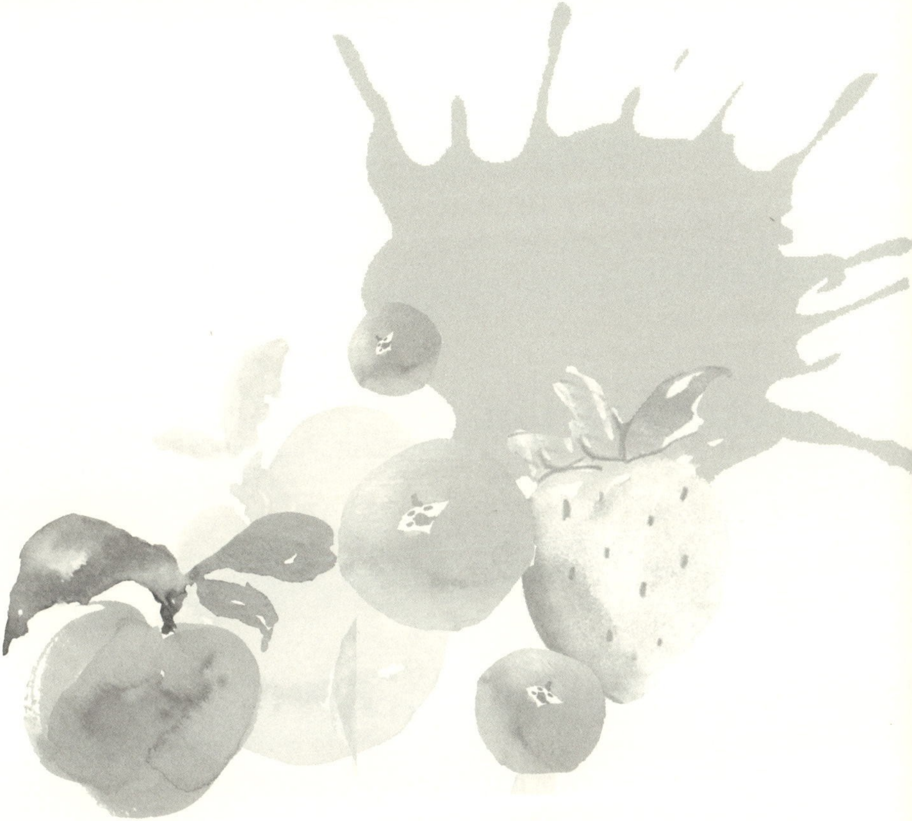

Después de varias décadas en que los padres han seguido al pie de la letra calendarios detallados hasta la paranoia («A partir del x mes, a las 13:00 horas, 50 g de patata, 50 g de zanahoria y 50 g de judía verde, todo hervido y triturado, a los que se añadirá a partir del x mes, x gramos de pechuga, ¡nunca muslo!, de pollo a la plancha los lunes, miércoles y viernes»), muchos tienen infinitas dudas y algunas angustias antes de dejar a sus hijos comer tranquilos. En este libro de la nutricionista Lidia Folgar encontrará casi todas las respuestas.

La comida no es momento para angustias, para llantos o para batallas. Recuerde siempre la regla fundamental de la alimentación infantil: nunca nunca nunca intente obligar a comer a un niño.

Carlos González, pediatra y escritor

Introducción

Si pudieras elegir tus preferencias alimentarias, ¿cómo escogerías que te gustase comer?

Cuando hablo con algunas familias en la consulta y les comento que en su lista de la compra habitual no deben figurar alimentos «basura», como por ejemplo, galletas (sí, galletas, no ha sido un error, las he incluido deliberadamente en la categoría de alimentos «basura»), la mayoría suelen contestar: «Es que las compro por los niños». Y cuando les explico que precisamente si tienen niños en casa es todavía más importante hacerlo, me suelen decir: «Pero mi hijo no tiene sobrepeso, no le hace falta privarse. Algo en casa siempre le tengo que tener».

Cuando me contestan con frases similares, suspiro para mis adentros y pienso en cuánto trabajo de educación alimentaria nos falta por hacer en materia de alimentación infantil. Si ya en general, la mayoría de los adultos no saben comer adecuadamente (aunque muchos crean que sí, y quizás ese sea uno de los problemas), es todavía más inadecuado el concepto que suelen tener de cómo deben comer nuestros pequeños.

Esto sucede en la gran mayoría de los casos por desconocimiento, en otros muchos casos por seguir malas recomendaciones o simplemente porque todo el mundo lo hace así y no se han parado a analizar si es correcto o no.

Pues bien, la alimentación de nuestros pequeños es importante, muy importante, tanto o más que la alimentación de los adultos.

Hace ya unos veinte años que se reconoció la relación que existe entre el estado nutricional en los primeros años de vida (empezando con la alimentación de la madre durante el embarazo) con el estado de salud futuro en la edad adulta(1). Y en la familia recae la mayor parte de la responsabilidad de esta «nutrición precoz» de los más pequeños de la casa.

Por un lado, el estado nutricional del niño dependerá de lo que coma la madre durante el embarazo. Por otro lado, dependerá de la comida que se les ofrece en sus primeros años de vida, ya que aunque los niños tienen la capacidad (y el derecho) de elegir qué comer dentro de lo que se le ofrece, es responsabilidad de sus cuidadores hacer una buena elección de la comida que se pone a su alcance. Y por último, también hay que tener en cuenta que los niños aprenden por imitación, y que lo que vean comer a su familia, será lo que consideren adecuado o normal.

Los bebés nacen inmaduros desde un punto de vista fisiológico y psicológico, y muchos órganos y funciones relacionadas con la alimentación se desarrollan de forma espectacular durante los primeros años de vida. Durante este período de intenso desarrollo, el organismo es especialmente sensible a los efectos del ambiente que le rodea, especialmente a su «ambiente nutricional». Y basándose en esto, se ha estudiado el concepto de «programación metabólica(2)».

Se ha sugerido, basándose en datos experimentales y epidemiológicos, que los primeros 1.000 días de vida, desde el momento de la concepción hasta el segundo cumpleaños, constituyen un período sensible en la vida de un niño, donde las intervenciones dietéticas parecen tener un fuerte impacto en la salud posterior durante la infancia y también durante la vida adulta.

Los gustos y aversiones alimentarias se aprenden y este proceso de aprendizaje empieza muy pronto, probablemente en el útero.

Este aprendizaje precoz parece ser muy estable a lo largo de la infancia y perdurar hasta la vida adulta[3]. Es decir, que la alimentación de los niños pequeños supone la base de los patrones alimentarios del adulto[4].

¿Te imaginas que ahora de adulto te gustase comer de forma saludable y que no te gustase la comida «basura»? ¿Te imaginas que tu paladar demandase los sabores de las frutas y de las verduras, en lugar del de dulces, de los embutidos o de los *snacks*? ¿Nunca has pensado cuando oyes decir a alguien que los dulces no le gustan y que le encantan las verduras, que ojalá te pasase a ti lo mismo?

¿Y a qué crees que se debe en parte que haya personas a las que les guste comer más sano y a otras no? ¿Crees que nuestras preferencias alimentarias son innatas? Pues la mayor parte no, muy pocas preferencias alimentarias son innatas, excepto el gusto por el sabor dulce o la aversión por el sabor amargo en algunas personas[5,6]. Las preferencias alimentarias se aprenden, especialmente durante los primeros años de vida[7].

La primera infancia es un período sensible para el desarrollo en general y en particular, para el establecimiento de unos hábitos alimentarios saludables[7]. Evidencias científicas recientes nos muestran la importancia que tiene el período de alimentación complementaria en el establecimiento de las preferencias alimentarias que se establecen a lo largo de la primera infancia[8]. Y se ha demostrado que, al final de este período temprano, el comportamiento alimentario de los niños es —en gran parte— una predicción del comportamiento alimentario que tendrán en etapas posteriores de la vida [9-12].

Es decir, que no es que como los niños están sanos pueden comer lo que quieran, como suelen pensar muchas familias, sino que ocurre justo lo contrario: para que los niños sigan estando sanos en un futuro, tanto próximo como lejano, es importante que adquieran buenos hábitos alimentarios desde el principio. Porque en el momento que se haya manifestado un problema de salud, por un lado, será muy difícil cambiar costumbres arraigadas y ciertas preferencias alimentarias, y por otro lado, ya llegamos tarde para evitar ciertas consecuencias de una inadecuada alimentación durante los primeros años de vida.

Dicho esto, ¿cómo te gustaría que te hubiesen alimentado cuando eras pequeño? Te invito a que reflexiones unos minutos sobre esto.

¿Quiere decir que les tenemos que prohibir a los niños que coman ciertos alimentos? (Desafortunadamente es la conclusión que sacarán muchas personas al leer todo esto).

No, quiere decir, que no les debemos acostumbrar a comer ciertas cosas, es radicalmente distinto. Que para ellos no sea lo normal, ni sea lo que les guste, para «acostumbrarles el paladar» de manera diferente, sin prohibir, pero sin ofrecer alimentos superfluos.

Es poco probable que un niño pida galletas para desayunar si nunca las ha probado ni ha visto que en su casa se desayunen y no las echará de menos porque ni siquiera sabe cómo saben. Y si las ha probado es porque un adulto se las ha ofrecido o las ha comprado y están en casa o porque un adulto se las ha comprado a un amiguito que a su vez se las ha dado a probar a él, es decir, buena parte de la culpa es de los adultos, se mire por donde se mire.

También tiene buena parte de responsabilidad la publicidad. ¿Alguna vez se te ha ocurrido contar la cantidad de anuncios de alimentos «basura» dirigidos a niños que se emiten en una pausa publicitaria un fin de semana por la mañana? ¡Uno tras otro! He llegado a contar ocho seguidos. Por no hablar del uso de regalos con la compra de comida «basura», o la utilización de personajes famosos o de dibujos animados en sus cajas como reclamo. Pero este es otro tema en el que la responsabilidad es de otros, de los mismos que permanecen impasibles viendo aumentar de manera imparable las cifras de sobrepeso infantil, que están alcanzando valores de epidemia.

Tenemos por costumbre pensar que estamos «privando» a los niños si no les ofrecemos cosas que a nosotros nos resultan apetitosas, sin darnos cuenta de que a nosotros nos resultan apetitosas porque nos han acostumbrado de pequeños. Así que está en nuestras manos como madres, padres, familiares, cuidadores o educadores no perpetuar este tipo de conductas.

Llegados a este punto, retomo la reflexión inicial: Si pudieras elegir tus preferencias alimentarias, ¿cómo escogerías que te gustase comer?

Y si supieses que tienes buena parte de la responsabilidad de modelar las preferencias alimentarias de tus hijos, ¿qué querrías que les gustase comer?

Supongo que te gustaría hacer con ellos lo que te hubiese gustado que hiciesen contigo, ¿verdad?

Alimentación complementaria

Hay varios momentos clave en la alimentación de los niños. Tras la alimentación de la madre durante el embarazo, el siguiente momento importante es el período de lactancia, al que sigue la etapa de la alimentación complementaria o de diversificación alimentaria.

En esta última etapa concurren dos cambios particulares en la alimentación del bebé: por un lado, el proceso gradual de disminución de la frecuencia de ingesta de leche, y por otro lado, la progresiva ingesta de alimentos diferentes de la leche hasta que el bebé, poco a poco, adquiere el modelo de la dieta familiar en su contexto cultural [13-15].

El término «alimentación complementaria» se define como todo alimento sólido o líquido diferente de la leche materna o leche artificial. La Organización Mundial de la Salud (OMS) enfatiza que la alimentación complementaria debería ofrecerse a su tiempo y que debería ser segura, adecuada en términos de variedad, frecuencia, cantidades y consistencia, y que los alimentos complementarios deberían ofrecerse en una forma apropiada al desarrollo del niño[16].

Las recomendaciones sobre alimentación infantil han cambiado significativamente durante los últimos años, y las de incorporación de la alimentación complementaria no son una excepción.

Hace casi dos décadas, la OMS recomendaba introducir la alimentación complementaria alrededor de los 4-5 meses de edad en forma de purés[17].

Sin embargo, en el año 2002, la OMS cambió sus directrices sobre alimentación infantil a tenor de las últimas evidencias científicas, pasando de recomendar lactancia materna exclusiva hasta los 4-6 meses a recomendar lactancia materna exclusiva hasta los 6 meses [18], lo que implicó un aumento en la edad recomendada para empezar a ingerir alimentos distintos a la leche, pasando de los 4 a los 6 meses de edad[19].

A pesar de que estas recomendaciones están vigentes desde hace más de una década, los datos de diferentes países nos muestran una discrepancia entre las directrices de la OMS y las prácticas habituales, evidenciando que estas recomendaciones todavía no se cumplen como debieran y que la alimentación complementaria suele introducirse antes de lo recomendado[20,21].

Por otro lado, los primeros meses del desarrollo de los bebés son muy intensos, ya que, entre otras cosas, desarrollan sus habilidades motoras tan rápido que de un mes a otro saben hacer cosas nuevas. Por eso, hay mucha diferencia entre las habilidades de un bebé de cuatro meses a las de uno de seis. Mientras que un bebé de cuatro meses no tiene aún sus habilidades motoras lo suficientemente desarrolladas como para comer por sí solo, la mayoría de los bebés desarrollan estas habilidades alrededor de los seis meses de edad[22].

Esta nueva situación es la que ha llevado a cuestionarse si los purés siguen siendo la mejor manera de empezar con la diversificación alimentaria en los bebés de seis meses y si es realmente necesario que se les siga dando de comer en lugar de dejar que lo hagan por sí mismos.

Esta reflexión es la que ha conducido a la aparición del enfoque de incorporación de la alimentación complementaria *Baby-led weaning* (a partir de ahora, BLW) como alternativa a los métodos convencionales. Este planteamiento también se conoce como aprender a comer solo, alimentación complementaria autorregulada o alimentación complementaria dirigida por el bebé. Con esta perspectiva, el bebé se alimenta sin ayuda, cogiendo con sus manitas trozos de alimentos sólidos blanditos y llevándoselos a la boca, sentado a la mesa con el resto de la familia y comiendo la misma comida, con adaptaciones menores.

El BLW en los últimos años ha ido ganando popularidad en países como Reino Unido, Nueva Zelanda o Canadá. En España nos interesamos cada vez más por aplicar este enfoque con nuestros hijos, prueba de ello es que existen numerosos sitios web, blogs y foros donde se comparte conocimiento, dudas y experiencias de madres y padres que lo llevan a cabo con sus bebés.

Del hecho de que haya ganado popularidad en tan poco tiempo, nace la necesidad de que los profesionales sanitarios que trabajan en contacto con bebés lo conozcan a fondo: pediatras, enfermeros de pediatría, matronas, dietistas, nutricionistas, etc., para que así puedan proporcionar el asesoramiento adecuado a madres y padres que quieran seguir este planteamiento con sus hijos. De lo contrario, la familia buscará información por sus propios medios, tal y como se hace actualmente, con el riesgo de acudir a fuentes de información no siempre fiables, ya que las dudas que se plantean en los foros son contestadas por otras familias, que con buena intención dan su consejo, pero que no siempre resulta ser el más apropiado.

Por todo lo expuesto, a lo largo de este libro se resumirán las últimas evidencias científicas en relación con la alimentación complementaria (que irán cambiando a la luz de nuevos descubrimientos) y sobre el enfoque BLW, así como consejos prácticos para llevarlo a cabo con seguridad y de una forma saludable.

Bibliografía

1. Barker DJ, Osmond, C.; Golding J, Wadsworth ME. Growth in utero, blood pressure in childhood and adult life, and mortality from cardiovascular disease. *BMJ*. 1989; 298: 564-7.
2. Bateson, P.; Barker, D.; Clutton-Brock, T.; Deb, D.; D'Udine, B.; Foley RA *et al.* Developmental plasticity and human health. *Nature*.2004; 430,419-421.
3. Nicklaus S. The role of food experiences during early childhood in food pleasure learning. *Appetite*. 2016;104:3-9
4. Nicklaus, S.; Remy E. Early Origins of Overeating: Tracking Between early food habits and later eating patterns. *Curr Obes Rep*. 2013; 2:179-184.
5. Berridge RC. Measuring hedonic impact in animals and infants: microstructure of affective taste reactivity patterns. *Neurosci Biobehav Rev* 2000; 24(2):173-98.
6. Steiner JE. Human facial expressions in response to taste and smell stimulation. Adv Child Dev Behav. 1979; 13: 257-295.

7. Schwartz, C.; Scholtens, P.; Lalanne A, Weenen, H.; Nicklaus S. Development of healthy eating habits early in life: review of recent evidence and selected guidelines. *Appetite*. 2011; 57: 796-807.
8. Issanchou, S.; Nicklauss S. *Sensitive periods and factors in the early formation of food preferences. In European Childhood Obesity Group* (Ed.). 2014. ECOG free obesity ebook. Article 27.
9. Nicklaus, S.; Boggio, V.; Chabanet, C.; Issanchou S. A prospective study of food preferences in childhood. *Food Qual Prefer*. 2004; 15: 812-815.
10. Nicklaus, S.; Boggio, V.; Chabanet, C.; Issanchou S. A prospective study of food variety seeking in childhood, adolescence and early adult life. *Appetite*. 2005; 44: 289-297.
11. Nicklaus, S.; Boggio, V.; Issanchou S. Food choices at lunch during the third year of life: high selection of animal and starchy foods but avoidance of vegetables. *Acta Paediatr*. 2005; 94:943-951.
12. Nicklaus, S.; Chabanet, C.; Boggio, V.; Issanchou S. Food choices at luch during the third year of life: increase in energy intake but decrease in variety. *Acta Paediatr*. 2005; 94:1023-1029.
13. Humphrey LT. Weaning behaviour in human evolution. *Semin Cell Dev Biol*. 2010; 21: 453-461.
14. EFSA Panel on Dietetic Products, Nutrition and Allergies (NDA). Scientific Opinion on the appropriate age for introduction of complementary feeding of infants. *EFSA J*. 2009; 7 (12): 1423-61.
15. Agostoni, C.; Decsi, T.; Fewtrell, M.; Coulet, O.; Kolacek, S.; Koletzko, B.; *et al.* Complementary feeding: a commentary by the ESPGHAN Committee on nutrition. *J Ped Gastroenterol Nutr*. 2008; 46: 99-110.
16. World Health Organization. *Global strategy for infant and young child feeding*; World Health Organization: Geneva, Switzerland, 2003.
17. World Health Organization. *Infant and young child feeding: model chapter for textbooks for medical students and allied health professionals*; World Health Organization: Geneva, Switzerland, 2009.
18. World Health Organization. *The optimal duration of exclusive breastfeeding: Report of an expert Consultation*; World Health Organization: Geneva, Switzerland, 2001.
19. World Health Organization. *Guiding principles for complementary feeding of the breastfed child;* World Health Organization: Geneva, Switzerland, 2003.
20. Bolling, K.; Grant, K.; Hamlyn B. *Infant Feeding Survey 2005*; The NHS Information Centre: Leeds, UK, 2007.
21. Briefel RR, Reidy, K.; Karwe, V.; Devaney,B. Feeding infants and toddlers study: Improvements needed in meeting infant feeding recommendations. J Am Diet Assoc. 2004;104:s31-s37.
22. Rapley, G.; Murkett T. *Baby-led weaning: Helping your baby love good food.* Vermilion: London, UK; 2008.

Bloque I. Bases del Baby-Led Weaning

1. Breve historia del BLW

La primera investigación que se conoce en relación con este planteamiento es un estudio observacional muy pequeño realizado en tan sólo cinco lactantes. A estos bebés se les ofrecían trozos de comida no procesada fácil de coger con las manos, lo que permitía que se alimentasen por sí mismos a la vez que disfrutaban de la comida en familia(1).

Este trabajo sin publicar sugería que los niños de seis meses tienen las habilidades motoras necesarias para comer trozos de comida no procesada sin ayuda y la autora concluyó que en lugar de la clásica alimentación con purés, se debería permitir a los niños que comiesen por sí solos(1).

La publicación posterior de un libro dirigido al público general sobre este modo de alimentación convirtió este planteamiento en una alternativa a la alimentación complementaria tradicional para muchas personas a lo largo de todo el mundo(2).

A pesar de que las autoras del libro reconocían que no «inventaron» el BLW, porque ya existían muchas personas en diferentes culturas que permitían que sus bebés se alimentasen de esta manera desde siempre, ya sea por razones culturales, de conveniencia o porque su bebé se negaba a que le diesen de comer en la boca, fueron quienes lo acuñaron con el nombre de *Baby-led weaning*, que en

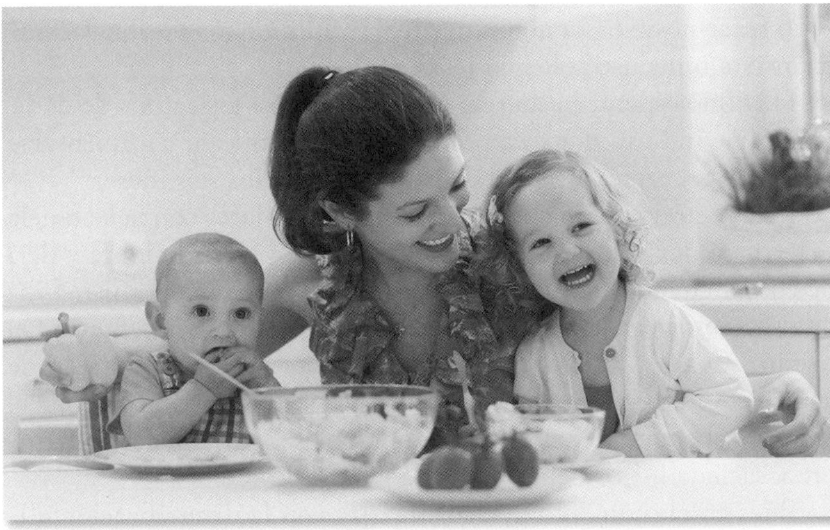

español significa algo así como «alimentación complementaria autorregulada» o «alimentación complementaria dirigida por el bebé».

No hay nada revolucionario en el hecho de dar a un bebé de seis meses comida para que coma con sus manos, ya que desde siempre a los bebés se les ha ofrecido algunos alimentos para que ellos comieran, típicamente un trocito de pan. Lo que diferencia al enfoque BLW de los métodos tradicionales es que el bebé se alimenta así en exclusiva y desde el inicio de la diversificación alimentaria, con alimentos sólidos blanditos sin triturar.

En general, con este planteamiento, al niño se le ofrecen trozos de comida no procesada en un tamaño y forma que ellos puedan coger con facilidad y comerlo por sí mismos [(2)]. Los cuidadores deciden qué alimentos ofrecerle, pero es el bebé el que decide qué alimentos comerá de entre las opciones que se le ofrecen, en qué cantidad y a qué velocidad los comerá.

Esta propuesta también difiere de los métodos habituales para introducir la alimentación complementaria en el amplio abanico de comida que se ofrece desde el principio, incluyendo frutas, vegetales, carnes, huevos, pan, pasta, pescado[(2)]...

Antes de comenzar con el BLW, los bebés deben ser alimentados con lactancia materna de forma exclusiva y a demanda, aunque si no fuese posible por algún motivo, se admite una posible lactancia mixta o incluso sólo con leche de fórmula.

Hay que esperar hasta que el niño muestre los signos de desarrollo que indican que está preparado para empezar a alimentarse por sí mismo, que se suelen dar alrededor de los seis meses[(2)].

Este método comparte características similares con la lactancia materna a demanda[(2)]. El bebé come cuando tiene hambre y deja de comer cuando está saciado, ya que nace con ese mecanismo innato de autorregulación, el mismo que le permite alimentarse del pecho. ¿O acaso una madre que amamanta sabe qué cantidad de leche está ingiriendo el bebé en cada toma? No lo sabe, porque el bebé se sabe regular solo atendiendo a sus señales innatas de hambre y saciedad. Los bebés nacen sabiendo comer.

Pues en el momento que se empieza con la diversificación alimentaria ocurre exactamente lo mismo, el bebé come hasta que está saciado y no come si no tiene hambre, en respuesta a sus necesidades (que sólo él conoce en cada momento). Esto permite que cuando el bebé se convierta en un adulto siga haciendo lo mismo y no se acostumbre a comer por comer, sino a parar de comer cuando se sienta saciado, en lugar de parar de comer cuando se haya acabado el plato que le han servido.

El BLW se desarrolla en el marco de la crianza respetuosa. En concreto, se respetan las señales de hambre y saciedad del bebé, y no se obliga o coacciona nunca al niño para que coma. Por motivos como este, el BLW es un marco de referencia para una «alimentación respetuosa».

Bibliografía

1. Rapley G. *Canterbury Christ Church University College*, Canterbury Kent, UK. Unpublished work, 2003.
2. Rapley, G.; Murkett T. *Baby-led weaning: Helping your baby love good food*. Vermilion: London, UK; 2008.

2. Potenciales beneficios del BLW

1. El bebé aceptará más variedad de alimentos

Con la práctica del BLW a los bebés se les ofrece mucha más variedad de alimentos desde el principio, en comparación con los bebés que siguen los métodos tradicionales de alimentación con purés. No es infrecuente ver a un bebé de 6 meses al que se le aplica BLW comiéndose aguacate, melón o berenjena, por poner algunos ejemplos, mientras que en la alimentación convencional, al haber un patrón más rígido de comidas e incorporación de alimentos, no se le ofrece tal variedad de alimentos desde el principio.

Y esto es importante porque se ha demostrado que la exposición a una gran variedad de alimentos durante el período de alimentación complementaria parece modular la aceptación de nuevos alimentos durante el primer año de vida. Lo mismo ocurre con el ofrecimiento de mayor variedad de fruta, asociado también a un mayor consumo de fruta a los 6-8 años[1-5].

Sin embargo, la exposición a una gran variedad de alimentos en el segundo año de vida puede tener un impacto mucho más limitado que ofrecerlos durante el período de diversificación alimentaria.

Las investigaciones muestran, además, que la introducción de alimentos sólidos entre los 6 y los 9 meses de edad, comparados con su introducción posterior a los 10 meses, se ha asociado con una dieta más variada a los 15 meses[6] y también a los 7 años[7].

Es decir, que el hecho de ofrecer gran variedad de alimentos y texturas desde el principio, podría condicionar a que el niño, cuando crezca, acepte mayor variedad de sabores y texturas en comparación a si se le ofrecen de forma más tardía.

2. El bebé se autorregulará mejor

Esta es una de las potenciales ventajas del enfoque BLW y sobre la que hay más esperanzas puestas.

El BLW se centra en una mejor autorregulación energética[8], definida ésta como «la capacidad de ajustar la cantidad que se come de acuerdo con las necesidades fisiológicas del consumidor»[9]. Es decir, que este enfoque se centra que el bebé coma solo la cantidad que le corresponde de cada alimento en cada momento. Y como consecuencia de esa mejor autorregulación energética, se espera de este enfoque que contribuya a reducir el riesgo de sobrepeso u obesidad.

Durante el período de lactancia materna exclusiva a demanda, los bebés controlan cuándo y cuánto comen. Sin embargo, cuando se incorpora la alimentación complementaria usando los métodos tradicionales, los cuidadores tienen más control sobre la ingesta del bebé y parecen instar al niño a comer hasta que se haya acabado la cantidad de comida que su cuidador considera suficiente o adecuada, en lugar de que el bebé pare de comer cuando esté saciado y no quiera más. Por el contrario, el BLW fomenta que el bebé lleve el control de la cantidad de comida ingerida, obedeciendo a sus señales internas de hambre y saciedad, permitiendo una mejor regulación de la energía ingerida[10,11]. En relación con este tema, existe una creciente evidencia científica de que una mejor autorregulación energética se asocia con un menor riesgo de obesidad[12].

Además, el BLW fomenta el estilo de «alimentación perceptiva», término utilizado en el contexto de prevención de la obesidad.

Alimentación perceptiva definida por la OMS:

 Alimentar a los lactantes directamente y asistir a los niños mayores cuando comen por sí solos, respondiendo a sus signos de hambre y saciedad.

 Dar de comer despacio y pacientemente y animar a los niños a comer, pero sin forzarles.

 Si los niños rechazan varios alimentos, experimentar con diversas combinaciones, sabores, texturas y métodos para animarlos a comer.

 Minimizar las distracciones durante las horas de comida.

 Recordar que los momentos de comer son períodos de aprendizaje y amor donde hay que hablar con los niños y mantener el contacto visual.

En un estudio(13) en el que investigaron las tasas de obesidad en bebés que siguieron el enfoque BLW con 298 participantes de 18-24 meses, se encontró que los niños que habían utilizado este planteamiento tenían significativamente menos peso de media (1,07 kg menos) en comparación con aquellos que habían seguido un enfoque tradicional dirigido por los padres y con cuchara(14). Además, los padres de los bebés que aplicaban BLW relataban que sus hijos eran mucho más capaces de regular la ingesta de comida en relación con su sensación de saciedad, y comían menos veces en respuesta a un estímulo distinto del hambre(14). Resultados similares son los de otro estudio(15) que mostraba un significativo menor índice de masa corporal (IMC) y menor incidencia de obesidad en niños de 20-78 meses que habían seguido el planteamiento BLW comparado con los que habían sido alimentados siguiendo los métodos tradicionales.

Estos estudios iniciales son esperanzadores y sugieren que esta propuesta de alimentación complementaria podría ser de ayuda para combatir el creciente problema de sobrepeso y obesidad actual.

Sin embargo, un reciente ensayo clínico(22) no encontró una disminución del sobrepeso a los dos años de edad en el grupo que aplicaba BLW, encontrándose índices de masa corporal similares a los del grupo que seguía las pautas tradicionales. No se dispone todavía de datos en niños mayores de dos años o en adultos, por lo que no se puede sacar todavía una conclusión a largo plazo sobre este punto.

3. El bebé no será obligado a comer

El vínculo entre los métodos de alimentación que utilizan los padres y la promoción de una excesiva ganancia de peso en niños pequeños es un área de creciente interés(12,15-17). Se sabe que ejercer un gran control sobre la ingesta de los hijos tiene un impacto negativo en las habilidades del niño para regular su ingesta energética, y que los padres que siguen BLW han declarado menores niveles de restricción, presión para comer y control sobre la ingesta del niño, así como estar menos preocupados sobre su peso(13).

Sin embargo, no está claro si los padres con estas características están más predispuestos a elegir este sistema de alimentación, o si es el propio sistema de alimentación el que favorece el desarrollo de estas características.

Lo que sí está claro es que el momento de la comida es un momento de disfrute y armonía, no de agobios porque no come, ni gritos, ni enfados...

4. El bebé desarrollará más sus habilidades motoras

Algunos investigadores han sugerido que los niños a los que sus padres limitan las oportunidades para explorar los alimentos durante la hora de la comida pueden desarrollar más tarde sus habilidades motoras(14). Sugieren también que algunos padres necesitan que se les anime más a que permitan que sus hijos manipulen los alimentos por sí mismos, con la intención de ayudarle a desarrollar sus habilidades motoras.

La habilidad del niño para aprender a autoalimentarse depende, no tanto de las habilidades motoras innatas del bebé, sino de la oportunidad de desarrollar esas habilidades aplicándolas de forma

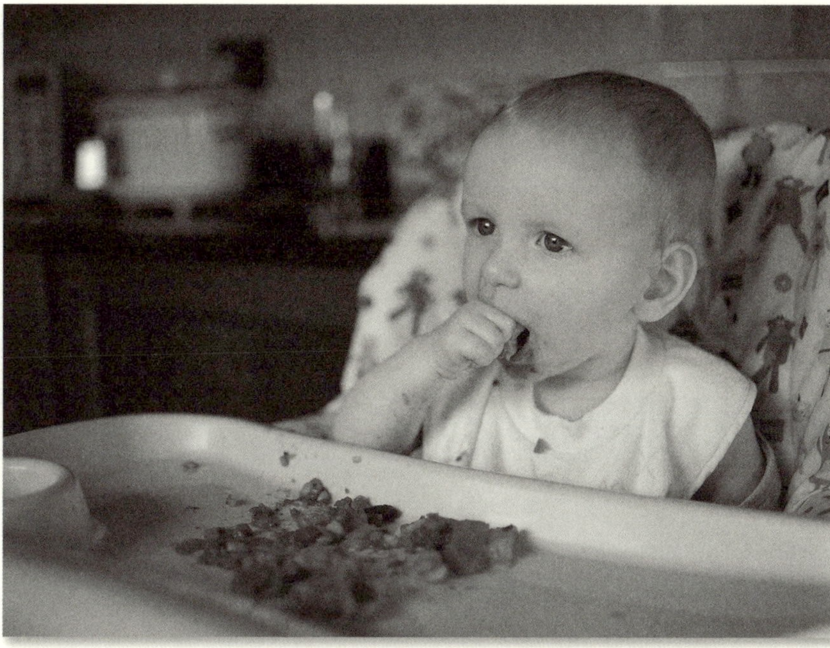

repetida. Y el BLW ofrece al bebé mejores oportunidades (en frecuencia y duración) de desarrollar sus habilidades motoras que los bebés que siguen los enfoques tradicionales.

5. El bebé regulará la velocidad a la que come

Al ser los bebés los que dirigen su alimentación, no están condicionados a que sea su cuidador el que decida a qué velocidad tienen comer metiéndole la comida en la boca. Este ritmo impuesto es habitualmente mucho más rápido de lo que el bebé elegiría, habitualmente, por cuestiones de conveniencia para el adulto, ya que con los métodos tradicionales después de darle de comer al bebé aún tienen que comer los demás miembros de la familia y se suele intentar que el bebé acabe la comida lo antes posible.

La sensación de saciedad tarda todavía varios minutos en llegar al cerebro desde que se empieza a comer, por lo que es posible que si acostumbramos al bebé a comer más rápido de lo que debería, acabe comiendo más cantidad de la que necesita realmente, y tampoco tomará conciencia de la necesidad de masticar bien antes de tragar.

Y todo esto, por no hablar de lo cruel que es estar metiéndole comida en la boca al bebé rápido para que acabe de comer pronto. Ponte en su lugar. Imagínate que te están dando de comer a la boca y que aún no has tragado una cucharada y ya te están metiendo la siguiente. No es una situación agradable, ¿verdad? Pues para un bebé tampoco lo es y peor aún en este caso porque los pobres no pueden manifestar su desagrado.

6. El bebé no tendrá que sufrir una transición de purés a sólidos

Son muchos los niños que tienen que sufrir varios «destetes», tal como apunta el pediatra Carlos González, y digo sufrir porque no suele ser una experiencia agradable para ellos.

Uno de esos destetes suele ser la transición que hacen algunos bebés que pasan de tomar pecho a tomar biberón, otro sucede cuando pasan de la lactancia exclusiva a tomar otros alimentos en papilla, y el tercero ocurre en la transición de los alimentos triturados a los sólidos.

Utilizando el enfoque BLW habrá un único proceso de transición: de la lactancia exclusiva a la alimentación de la familia, y además, no será un proceso que el bebé sufra, sino todo lo contrario, ya que aprenderá a comer jugando y a demanda, sin sufrimientos innecesarios. Es un proceso que puede acabar tras varios años, ya que es el bebé el que de forma gradual va reduciendo las tomas de leche para ir comiendo cada vez más alimentos sólidos.

7. El bebé disfrutará comiendo y vosotros viéndole comer

En muchos hogares el momento de la comida es un momento de tensión, estrés y discusiones, donde se intenta que el niño coma por todos los medios, utilizando todo tipo de inadecuadas técnicas de

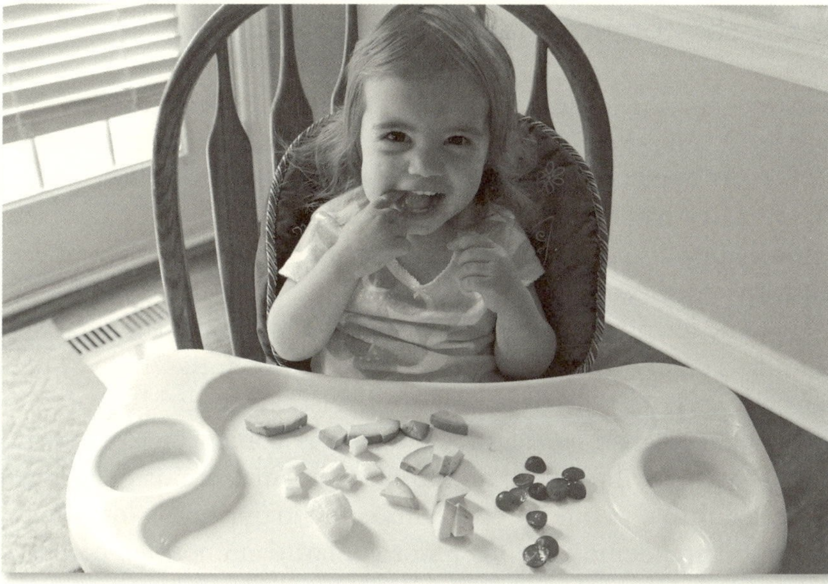

persuasión: hacerle el avión, ponerle los dibujos a ver si así le distraemos, castigándole u obligándole a acabar la comida que tiene en el plato… El bebé no tiene hambre y no quiere comer y llora porque se le sigue metiendo comida en la boca, sus padres se ponen nerviosos porque el niño no come y la hora de la comida se acaba convirtiendo en una discusión con el bebé llorando de fondo, y así, un día tras otro.

¿Y qué necesidad hay de pasar por todo esto? Te lo puedes ahorrar todo, porque no sólo no es necesario, sino que es totalmente contraproducente actuar de esta forma.

Con el enfoque BLW, el bebé aprende a comer jugando, explorando y, por lo tanto, disfrutando sin presiones, ni agobios. El momento de la comida es un momento agradable tanto para el bebé que se siente como uno más a la mesa, como para toda su familia que disfruta viéndole comer. El bebé asocia la hora de comer con sentimientos positivos, con todos los beneficios que eso conlleva.

En palabras de la Organización Mundial de la Salud (OMS), los momentos en los que un bebé come deben ser «períodos de aprendizaje y amor»[(19)].

8. El bebé comerá a la mesa como uno más

Son muchos los estudios que han descrito los beneficios de comer en familia. Entre ellos, se encuentra que los niños que comen en familia siguen unos patrones dietéticos más saludables y gozan de un mayor bienestar psicológico[20,21]. Comer en familia también es un hábito importante en la prevención del sobrepeso y de los trastornos de la conducta alimentaria.

Uno de los pilares del BLW es que el bebé comparta todas sus comidas con al menos un miembro más de la familia. Esto es importante, primero, desde un punto de vista de seguridad, porque como bebés deben ser vigilados mientras comen, pero también porque así se facilita que el niño coma la misma comida que el resto de la familia, ya que aprenden imitando lo que hacen los demás. ¿Cómo pretendemos que los niños coman si no nos ven comer a nosotros al mismo tiempo?

Si se le da una papilla, se le tiene que dar de comer antes o después de que coma el resto de la familia, por lo que el bebé no participa del acto social de comer. Además, el niño no sólo aprende sobre alimentos o comida, sino que la hora de comer es un momento ideal para charlar, relacionarse, disfrutar de la compañía del resto de la familia... El bebé se sentirá uno más a la mesa. Por no hablar de la comodidad que supone no tener que darle de comer antes al bebé y que luego tengas que comer tú, aunque eso es lo menos importante del asunto.

9. Los grupos de alimentos no se separan por comidas

Los bebés que son alimentados con los métodos convencionales tienen asignados en cada comida del día ciertos grupos de alimentos. Por ejemplo, en el desayuno y en la cena se les ofrece cereales con leche, en la comida verduras junto con alimentos proteicos y cereales..., en las meriendas fruta... Sin embargo, con este sistema de alimentación complementaria, los bebés tienen acceso a más variedad alimentaria. Por ejemplo, se pueden incluir verduras en las cenas, frutas en los postres (cuya vitamina C mejora la absorción del hierro) o en el desayuno... lo que diversifica más y mejora nutricionalmente la dieta del bebé.

10. El bebé se familiarizará desde el principio con el sabor real de los alimentos

Las papillas se utilizan con una mezcla de varios alimentos juntos, lo que impide al bebé identificar el sabor real de cada alimento que contiene, ni permite a los padres, en el caso de que el puré no le guste, identificar qué alimento es.

Posteriormente, cuando se intenta realizar la transición de los purés a los alimentos sólidos, el bebé no conoce los sabores reales de los alimentos porque siempre los ha comido mezclados con otros y es más probable que los rechace o que le cueste más tiempo acostumbrarse a ellos.

Con el BLW, al conocer el sabor real de los alimentos desde el principio, es más fácil que acepten con posterioridad la alimentación familiar.

11. El bebé aprenderá a comer con seguridad

Aunque pueda parecer al contrario, los bebés que comen por sí mismos, aprenden a gestionar los trozos de comida mejor que si se les da de comer en la boca. Y si se les cuela un trozo muy grande de comida, lo empujan instintivamente hacia fuera.

Si esto se realiza cuando son más mayores es más complicado porque les suele costar gestionar texturas diferentes, dándoles arcadas cada vez que prueban algo nuevo.

Cuando a los bebés se les da de comer con cuchara, la comida se vuelca directamente en el fondo de la boca, impidiendo que el bebé pueda gestionar la comida antes de tragarla, favoreciendo que se atragante.

Por el contrario, si es el bebé el que se la mete en la boca se la coloca al inicio, pudiendo así darle vueltas en la boca y mezclarla con saliva hasta ablandarla, aplastarla contra el paladar o lo que

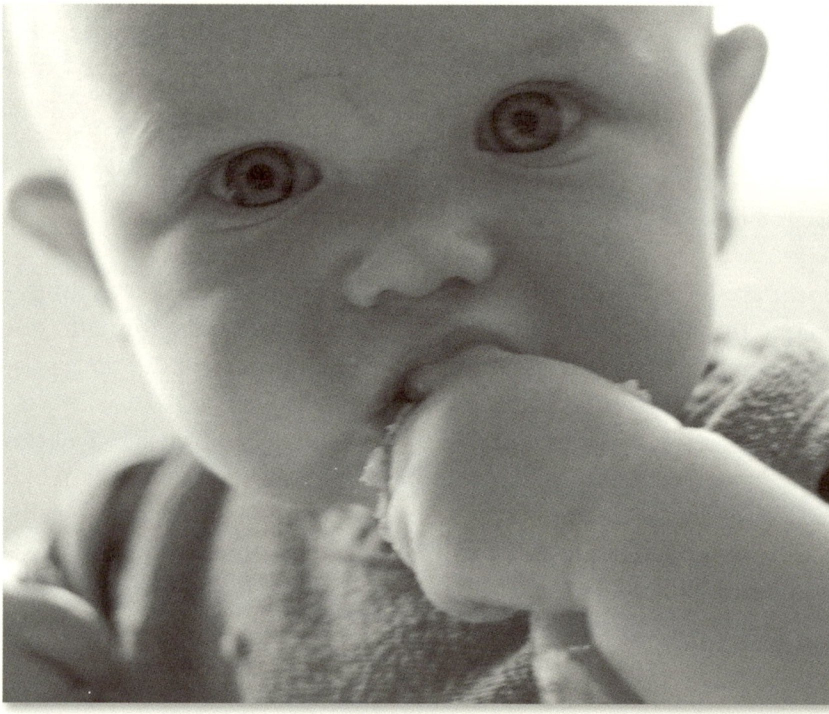

necesite hacer antes de tragarla. Y si aun así, se le cuela un trozo demasiado grande, lo expulsará hacia fuera para seguir masticándolo o lo escupirá.

Por otro lado, nunca se debe olvidar que en algún momento habrá que ofrecerle al bebé alimentos sólidos, y si primero lo hemos acostumbrado a tomar siempre la misma textura triturada, luego le será más difícil aceptar otras nuevas.

OTROS BENEFICIOS PARA EL BEBÉ

- Es un enfoque más respetuoso con el bebé, ya que se adapta a su ritmo de desarrollo y a sus preferencias personales, sin imposiciones innecesarias.
- Se evita que el bebé ingiera azúcares añadidos y que se acostumbre a los sabores dulces desde pequeño al no comer alimentos

«especiales para bebés» como cereales solubles, potitos, yogures infantiles y otros. Por si no lo sabías, la mayoría de los productos que se venden para bebés y niños llevan azúcares añadidos.

- Contribuye a que en un futuro los niños sigan estando dispuestos a probar nuevos alimentos y sean menos escrupulosos con la comida, al no obligarle a probar ciertos alimentos ni darle importancia si no los come.
- Permite estimular más todos los sentidos del bebé al descubrir distintos sabores, texturas, colores y olores por sí mismo.
- Fomenta la independencia temprana del bebé. El hecho de permitirle hacer cosas por sí mismo le aporta seguridad y confianza en sus propias habilidades y conocimientos.

BENEFICIOS PARA LA FAMILIA

Aunque me gustaría pensar que si se elige este enfoque de alimentación se hace pensando en los beneficios que le puede aportar al bebé, de forma secundaria, también tiene ventajas para su familia.

Es práctico

Si te vas de vacaciones o sales a comer fuera, por ejemplo, no tienes que llevarte tu papilla preparada ni pedir que te la calienten, ya que en cualquier sitio en el que comas tú podrás encontrar opciones válidas para compartir con tu bebé de tu mismo plato.

Es barato

No hay que comprar ningún alimento «especial para bebés». Los productos que supuestamente se elaboran especialmente para bebés suelen tener un coste superior a los alimentos normales, por lo que también supone un ahorro de dinero al final de mes.

Genera menos estrés a la familia

El momento de la comida es un momento de armonía y tranquilidad donde toda la familia disfruta viendo comer al bebé en la mesa como si fuera uno más y sorprendiéndose con sus aprendizajes diarios.

Bibliografía

1. Lange, C.; Visalli, M.; Jacob, S.; Chabanet C. Schlich, P.; Niddaus S. *Maternal feeding practices during the first year and their impact on infants acceptance of complementary food.* Food Qual Prefer. 2013; 29: 89-98.
2. Maier AS, Chabanet, C.; Schaal, B.; Issanchou, S. *Breastfeeding and experience with variety early in weaning increase infants acceptance of new foods for up to two months.* Clin Nutr. 2008; 27: 849-857.
3. Menella JA, Jagnow CP, Beauchamp GK. *Prenatal and postnatal flavor learning by human infants.* Pediatrics. 2001; 107(6): E88.
4. Mennella JA, Nicklaus, S.; Jagolino, AL.; Yourshaw LM. *Variety is the spice of life: strategies for promoting fruit and vegetable acceptance during infancy.* Physiol Behav. 2008; 94:29-38.
5. Remy, E.; Issanchou, S.; Chabanet, C.; Nicklaus S. *Repeated exposure of infants at complementary feeding to a vegetable puree increases acceptance as effectively as flavor-flavor learning and more effectively than flavor-nutrient learning.* J Nutr. 2013; 143: 1194-1200.
6. Northstone, K.; Emmett, P.; Nethersole F, ALSPAC Study Team. *Avon Longitudinal Study of Pregnancy and Childhood. The effect of age of introduction to lumpy solids on foods eaten and reported feeding difficulties at 6 and 15 months.* J Hum Nutr Diet. 2001; 14:43-54.
7. Coulthard, H.; Harris, G.; Emmett P. *Delayed introduction of lumpy foods to children during the complementary feeding period affects child's food acceptance and feeding at 7 years of age.* Matern Child Nutr. 2009; 5: 75-78.
8. Rapley G. *Baby-led weaning: transitioning to solid foods at the baby's own pace.* Community Pract. 2011; 84: 20-3.
9. Schwartz C. Scholtens PA, Lalanne A, Weenen H. *Development of healthy eating habits early in life. Review of recent evidence and selected guidelines.* Appetite. 2011; 57: 796-807.
10. Arden Ma, Abbott RL. *Experiences of baby-led weaning: trust, control and renegotiation.* Maternal Child Nutr. 2014; 11(4): 829-44.
11. Brown A, Lee M. *An exploration of experiences of mothers following a baby-led weaning style: developmental readiness for complementary foods.* Maternal Child Nutr. 2013; 10: 57-66.
12. Gross RS, Mendelsohn AI, Fierman AH, Messito MJ. *Maternal controlling feeding styles during early infancy.* Clin Pediatr (Phila). 2011; 50: 1125-33.
13. Brown A, Lee M. *Maternal control of child feeding during the weaning period: differences between mothers following a baby-led or standard weaning approach.* Matern Child Health J. 2011; 15: 1265-71.
14. Brown A, Lee MD, *Early influences on child satiety-responsiveness: the role of weaning style.* Pediatr Obes. 2013; 10: 57-66.
15. Towsend E. *Baby knows best? The impact of weaning style on food preferences and body mass index in early childhood in a case-controlled sample.* BMJ Open 2012;2(1), e000298.

16. Faith MS, Scanlon KS, Birch LL, Francis LA, Serrhy B. *Parent-child feeding strategies and tehir relationships to child eating and weight estatus.* Obes Res. 2004; 12: 1711-22.
17. Brown A, Lee M. *Maternal child-feeding style during the weaning period: Association with infant weight and maternal eating style.* Eat Behav. 2011; 12: 108-11.
18. Carruth BR, Skinner JD. *Feeding behaviors and other motor development in healthy children (2-24 months).* J Am Coll Nutr. 2002; 21: 88-96.
19. World Health Organization. Breastfeeding. 2012. En: http://www.who.int/topics/breastfeeding/en/index.html.
20. Eisenberg ME, Olson RE, Neumark-Sztainer, D.; Story, M.; Bearinger LH. *Correlations between family meals and psychosocial well-being among adolescents.* Arch Pediatr Adolesc Med 2004; 158: 792-796.
21. Neumark-Sztainer, D.; Larson NI, Fulkerson JA, Eisenberg ME, Story M. *Family meals and adolescents: What have we learned from project eat (eating among teens)?* Public Health Nutr 2010; 13: 1113-1121.
22. Cameron SL, Taylor RW, HEath AL. Development and pilot testing of baby-led introduction to SolidS – a versión of baby-led weaning modified to adress concerns about iron deficiency, growth faltering and choking. BMC Pediatr. 2015;15(1):1.

3. Posibles riesgos del BLW

Aunque ninguno de estos posibles riesgos del BLW ha sido demostrado, enumeraré algunas de las preocupaciones que suelen manifestar algunos profesionales sanitarios que desconocen en profundidad este sistema.

Estos posibles riesgos se desarrollarán con más detenimiento en el bloque III y se ofrecerán orientaciones para minimizarlos:

Baja ingesta de hierro

Para mantener un adecuado nivel de hierro es importante introducir alimentos ricos en este mineral desde los 6 meses. El déficit de hierro, la ferropenia, es un déficit nutricional común a nivel mundial, que puede conducir a una anemia, condición que se asocia con retrasos en la función cognitiva que pueden no ser reversibles[(1)].

En los bebés que siguen los métodos convencionales, los cereales infantiles fortificados con hierro que toman en el desayuno y en la cena pueden ser una importante fuente de hierro para este grupo de edad[(2)]. Sin embargo, los bebés que practican BLW no consumen estos cereales solubles, por un lado porque a esta edad no tienen habilidades para autoalimentarse con alimentos líquidos, y por otro lado, porque la mayoría de estos cereales no sólo están enriquecidos con hierro, sino que también contienen azúcares añadidos, así como azúcares derivados de su procesamiento y no se parecen nada al sabor ni textura real de los cereales.

Si las familias aplican BLW sin ninguna guía u orientación por parte de los profesionales sanitarios, los primeros alimentos más comunes que se suelen ofrecer son frutas y vegetales, que son alimentos con bajo contenido en hierro.

Sin embargo, aplicando BLW de forma bien planificada y con un asesoramiento adecuado, se le puede ofrecer al bebé más cantidad de hierro y de mejor asimilación que el aportado por los cereales fortificados[3,4] y ofrecerse en formas blanditas y fáciles de manipular.

Atragantamiento

El riesgo de atragantamiento suele ser la principal preocupación entre padres y profesionales sanitarios a la hora de elegir o recomendar seguir el enfoque BLW.

Hasta hace muy poco, no había ensayos clínicos que comparasen si existían mayores tasas de atragantamiento en bebés que siguen este planteamiento en comparación con los enfoques tradicionales y este pensamiento era fruto del miedo, especialmente de aquellos que no habían experimentado o visto practicar habitualmente este modo de alimentarse, no porque hubiese ninguna evidencia científica al respecto que hiciera pensar que el BLW era una práctica de riesgo.

Lo que sí se había comprobado es que los padres que habían elegido este enfoque de alimentación para sus hijos, habían reducido su preocupación sobre los atragantamientos al comprobar que su bebé sabía gestionar perfectamente solo los trozos de comida, si se le ofrecían de la forma adecuada[5].

Actualmente, hay muy pocos datos de las tasas de atragantamiento durante el período de alimentación complementaria en general, y en particular, sobre los que siguen BLW. Hay una investigación realizada sobre una muestra muy pequeña, donde el 30 % de madres que aplicaban BLW con sus bebés relataban que habían sufrido un episodio de atragantamiento. Este había sido causado por el consumo de manzana cruda en todos los casos en los que la madre era capaz de recordar el alimento responsable[5]. Pero este pequeño estudio sólo está realizado con bebés que aplicaban BLW y no se compara con bebés que seguían los métodos convencionales, para ver si con este enfoque el riesgo es mayor.

Pues bien, recientemente se publicó el primer ensayo clínico aleatorizado con 206 familias con la intención de investigar sobre la seguridad del enfoque BLW de alimentación complementaria[6]. Se comparó a bebés que siguen los enfoques convencionales de alimentación complementaria con bebés que siguen BLW, pero no por su cuenta, sino habiendo recibido asesoramiento por parte de profesionales sanitarios para minimizar el riesgo de atragantamiento. Concluyeron que seguir el BLW con asesoramiento era una práctica tan segura como los enfoques convencionales de alimentación complementaria, ya que el número de niños que se atragantaron no diferían significativamente entre los grupos de bebés de cualquier edad durante el primer año de vida[6].

Sin embargo, a la mitad de los bebés se les ofreció uno o más alimentos susceptibles de producir atragantamiento a los 7 meses de edad, tanto en el grupo que aplicaba BLW como en el grupo que seguía las pautas convencionales, y a casi todos los bebés a los 12 meses. Además, muchos de los bebés no habían sido supervisados de cerca mientras comían.

Otro dato curioso es que los bebés que seguían BLW a los 8 meses tenían menos arcadas que los que aplicaban los enfoques tradicionales, presumiblemente porque ellos tenían más experiencia alimentándose[6] que sus homólogos.

En este mismo estudio se indica que los bebés pueden atragantarse con una amplia variedad de alimentos sólidos y líquidos, así que no es posible prevenir todos los episodios de atragantamiento relacionados con la comida, independientemente del sistema de alimentación elegido. De hecho, de los tres episodios de atragantamiento que se produjeron durante este estudio y que requirieron de ayuda médica, dos de ellos se produjeron en bebés que seguían BLW —y casualmente el alimento que los había producido no era un alimento sólido sino leche— y uno en el grupo de bebés que seguía los métodos convencionales que se produjo cuando uno de los padres puso un trozo de comida directamente en la boca del niño, algo que contradice las reglas del BLW. Es, por lo tanto, importante que los padres que empiecen con la alimentación complementaria reciban y entiendan bien los consejos de seguridad[6].

Independientemente del sistema de alimentación elegido, se necesita hacer más esfuerzos por asegurar que los padres y cuidadores sepan cómo ofrecer alimentos seguros y entornos de alimentación seguros, y es esencial que se les enseñe a los padres cómo actuar ante un inevitable episodio de atragantamiento.

Pero antes de nada, es muy importante distinguir entre una situación de atragantamiento y las arcadas. Cuando se empieza con la alimentación complementaria muchas veces a los bebés les dan arcadas, pero no se debe entrar en pánico, las arcadas no son síntoma de atragantamiento, sino que es la forma que tiene el bebé de mover un trozo grande de comida hacia adelante para volver a aplastarlo o masticarlo más y poder tragarlo mejor.

Si les ofrecemos los alimentos en las texturas y formas adecuadas, pueden incluso aprender a comer con más seguridad, en comparación con los que empiezan a hacerlo meses o años más tarde, como se detalló con anterioridad.

Baja ingesta energética

Durante el primer año de vida, la mayoría de los bebés reciben la mayor parte de su energía de la leche materna[7] (o en su defecto, de la leche de fórmula). Sin embargo, la alimentación complementaria también es una importante fuente de energía y de muchos nutrientes durante el segundo semestre de vida[7].

Algunos profesionales sanitarios han expresado su preocupación porque los bebés que siguen BLW puedan tener un riesgo mayor de trastornos en el crecimiento que los alimentados por los métodos tradicionales, basándose en la presunción de que no todos los niños tienen las habilidades motoras necesarias, o suficiente motivación, para alimentarse por sí mismos con la cantidad de comida necesaria, y que los alimentos que se suelen ofrecer al principio suelen ser alimentos bajos en calorías[8].

Hasta hace poco, solo dos estudios observacionales habían examinado el crecimiento de niños que siguen BLW[8,9]. En el primero, realizado en una muestra pequeña, encontraron una asociación entre este planteamiento y los bebés clasificados como «de bajo peso» (4,8 %) en comparación con los niños que habían sido alimentados con cuchara (0 %). De forma similar, el segundo estudio encontró una mayor prevalencia de bebés clasificados «de bajo peso» en el grupo que aplicaba BLW (5,4 %) comparado con el grupo que seguía el sistema convencional (2,5 %). Sin embargo, de estos estudios no se puede deducir causalidad, es decir, que el BLW sea el causante del bajo peso en esos niños, tanto por el diseño transversal del estudio como por el pequeño número de participantes clasificados como «de bajo peso» (entre 3 y 11) que impide extrapolar los resultados al resto de la población. A lo que es importante añadir que los padres que siguen BLW no reciben ningún tipo de consejo por parte de los profesionales sanitarios y lo realizan según consideran (no siempre bien), mientras que sus homólogos siguen unas pautas determinadas.

Pues bien, ya disponemos de ensayos clínicos bien diseñados [(13)] donde se compara a bebés que siguen las pautas de alimentación tradicionales con bebés que aplican BLW recibiendo asesoramiento por parte de profesionales sanitarios formados en la materia y se concluye que estos últimos no presentan trastornos en el crecimiento ni presentan un índice de masa corporal inferior a sus homólogos.

Si el bebé no tiene las habilidades motoras para autoalimentarse, no es un candidato apto para empezar con el BLW, y esa es una de las reglas básicas para comenzar con este enfoque. Con lo cual, si el bebé empieza con este planteamiento, es porque el bebé tiene habilidades motoras para comer por sí mismo. Y si el bebé tiene hambre y comida a su alcance comerá, y si no come teniendo las habilidades desarrolladas para hacerlo y comida delante, será porque no tiene hambre, y si no tiene hambre, será porque no necesita comer en ese momento.

Excesiva ingesta de sal

La alta ingesta de sal durante la infancia se relaciona con el desarrollo de hipertensión y enfermedades cardiovasculares en la edad adulta y también podría jugar un rol en enfermedades autoinmunes[12]. Además, una introducción temprana de la sal podría establecer preferencia por los sabores salados, con una consecuente alta ingesta persistente de sal también en los años posteriores de vida, lo que puede derivar en niveles incrementados de tensión arterial[13].

El hecho de que el bebé coma la misma comida que la familia puede llevar a pensar a algunas personas que el bebé pueda ingerir más cantidad de sal que si se le cocinara por separado un puré. Sin embargo, esto no depende del enfoque de alimentación elegido, sino de la educación alimentaria de sus cuidadores. Por ejemplo, no es infrecuente ver a niños menores de un año comer «gusanitos», quesitos en porciones o galletas, todos ellos alimentos con cantidades excesivas de sal para un bebé menor de un año. Por lo que, este riesgo no depende tanto del método elegido de alimentación, sino de la concienciación o conocimientos de sus cuidadores.

DESVENTAJA DEMOSTRADA

El BLW no es un planteamiento apto para padres muy limpios y escrupulosos que pretenden que su hijo nunca se manche, que vaya siempre vestido de punta en blanco y que la cocina esté siempre impoluta. El bebé se ensuciará y manchará también el suelo de la cocina o a quien esté comiendo con él si come sentado en el regazo.

Aunque cada vez hay más accesorios para hacer que el bebé no se manche la ropa y no manche el suelo —que facilitan mucho el proceso—, hay que decir que este enfoque es un poco más sucio que darle de comer en la boca. De todas formas, disponiendo de dos o tres accesorios básicos, se puede minimizar este problema; y los bebés se tienen que manchar que para eso son bebés.

Además, el suelo se limpia y la ropa se lava, y no hay mancha que consiga borrar la sonrisa al ver que el bebé disfruta de la comida. ¿Y lo divertido que es ver cómo acaban algunas veces embadurnados hasta las cejas y con una sonrisa de oreja a oreja?

Bibliografía

1. Domellöf, M.; Braegger, C.; Campoy, C.; Colomb, V.; Decsi, T.; Fewtrell, M.; *et al. Iron requirements of infants and toddlers.* J Pediatr Gastroenterol Nutr. 2014; 58: 119-29.
2. Walter, T.; Dallman PR, Pizarro, F.; Velozo, L.; Pena, G.; Bartholomey SJ, *et al. Effectiveness of iron-fortified infant cereal in prevention of iron-deficiency anemia.* Pediatrics. 1993; 91: 976-82.
3. Cameron Sl, Taylor RW, Heath ALM. *Parent-led or baby-led? Associations between complementary feeding practices and health-related behaviours in a survey of New Zealand families.* BMJ Open. 2013; 3: 1-9.
4. Szymlek-Gay EA, Ferguson EL, Heath ALM, Gray AR, Gibson RS. *Food-based strategies improve iron estatus in toddlers: a randomized controlled trial.* Am J Clin Nutr. 2009;90:1541-5.
5. Cameron, SL.; Heath, AL.; Taylor RW. *Healthcare professionals´ and mothers´ knowledege of, attitudes to, and experiences with, baby-led weaning: A content analysis study.* BMJ Open 2012; 2(6)
6. Fangupo LJ, Heath AM, William SM, Erickson Williams LW, Morison BJ, Fleming EA *et al. A baby-led approach to eating solids and risk of choking.* 2016 Sep 19. Pii:e20160772 [Epub ahead of print].
7. Heinig MJ, Nommsen LA; Peerson JM, Lönnerdal, B.; Dewey KG: *Energy and protein intakes of breast-fed and formula-fed infants during the first year of life and their association with growth velocity: the DARLING study.* Am J Clin Nutr. 1993; 58: 152-61.
8. Cameron, SL.; Heath ALM, Taylor RW. *How feasible is baby-led weaning as an approach to infant feeding? A review of the evidence.* Nutrients. 2012; 4: 1575-609.
9. Townsend, E.; Pitchford JN. *Baby knows best? The impact of weaning style on food preferences and body mass index in early childhood in a case-controlled sample.* BMJ Open. 2012; 2:e000298.
10. Brown A, Lee MD, *Early influences on child satiety-responsiveness: the role of weaning style.* Pediatr Obes. 2013; 10: 57-66.
11. Martínez J, R.; Villarino A, García RM, Calle ME, Marrodán MD. *Childhood obesity in Spain: to what extent is a public health problem or about the reliability of the polls.* Nutr Clin Diet Hosp. 2013; 33(2): 80-88.
12. Strazzullo, P.; Campanozzi A, Avallone S. *Does salt intake in the first two years of life affect the development of cardiovascular disorders in adulthood?* Nutr Metab Cardiovasc Dis. 2012; 22: 797-92.
13. Taylor RW, Williams SM, Fangupo LJ, Wheeler BJ, Taylor BJ, Daniels L *et al.* Effect of a Baby-led Approach to Complementary Feeding on Infant Growth and Overweight: A Randomized Clinical Trial. *JAMA Pediatr.* 2017:171(9):838-846.

4. ¿Cuándo se debe empezar con el BLW?

Para comenzar con el BLW es imprescindible que el bebé manifieste los signos que evidencian que está preparado para ello.

Señales de que el bebé está listo para comenzar con el BLW[1]

- Se sienta (con apoyo) y mantiene la cabeza erguida.
- Coordina ojos, manos y boca para mirar al alimento, cogerlo con las manos y llevárselo a la boca.
- Puede tragar alimentos sólidos, es decir, que no los empuja instintivamente hacia fuera con la lengua para evitar ahogarse (el llamado reflejo de extrusión).

Por razones de seguridad es una condición indispensable que estén desarrolladas estas habilidades motoras antes de comenzar.

Es raro que estos signos aparezcan antes de los 6 meses[1]. Y es, curiosamente, a esa edad a la que la mayoría de los niños empieza a mostrar interés por los alimentos[2].

Con respecto a las tablas de crecimiento, pese a que son útiles para vigilar el desarrollo del bebé, hay que resaltar que no orientan acerca de cuándo debe incorporarse la alimentación complementaria[2]. Es decir, que si el bebé ha estado siempre en el percentil 10 de peso, no significa que haya que empezar con la alimentación complementaria antes para así intentar que aumente de percentil.

En un reciente estudio europeo realizado en 5 países, entre ellos España, sobre la edad media de introducción de la alimentación complementaria, los datos mostraron que alrededor del 25 % de los niños comienzan con la diversificación alimentaria antes de los 4 meses de edad (¡1 de cada 4!) y que a los 6 meses de edad, al menos el 90 % de los bebés están listos para ingerir alimentos distintos de la leche[3].

Esta recomendación de empezar con la diversificación alimentaria a los seis meses coincide con las actuales recomendaciones de la OMS[4].

Aunque los datos son muy limitados, parece que los padres que eligen este enfoque, es más probable que sigan la recomendación de la OMS de empezar con la alimentación complementaria a los seis meses, probablemente por miedo a que antes no esté preparado para comer por sí mismo.

En un pequeño estudio realizado sobre un grupo de 36 mujeres que seguían este enfoque, la media de edad con la que empezaron con la alimentación complementaria fue de 25 semanas, que es sólo una semana menos de media que la recomendación de la OMS de empezar a los seis meses (26 semanas)[5].

Por otro lado, en una encuesta realizada por internet en más de 3.600 padres y madres de Reino Unido se comprobó que utilizar el enfoque BLW era un factor que predecía de forma fiable que la alimentación complementaria se incorporaría a partir de las 26 semanas y no antes de tiempo, es decir, que elegir este planteamiento hacía que se cumplieran las recomendaciones oficiales sobre la edad aconsejada de introducción de alimentos distintos de la leche[6].

Asimismo, muchos investigadores han identificado una fuerte asociación negativa entre la ausencia, o corta duración, de la lactancia materna, y el cumplimiento de la edad de introducción de la alimentación complementaria recomendada. Así, se apreció que los padres que no elegían lactancia materna para sus hijos, o los que la abandonaban de forma precoz, introducían la alimentación complementaria antes de lo recomendado[7-14]. Por ejemplo, los padres y madres italianos que ofrecían leche de fórmula durante el primer mes de vida era 2,7 veces más probable que introdujesen la alimentación complementaria de forma prematura[9].

Otros investigadores muestran resultados similares: los niños alimentados con leche artificial a los cuatro meses de vida tenían más del doble de probabilidades de empezar con la alimentación complementaria antes de tiempo[14].

Parece ser que algunos aspectos psicológicos de la madre también influyen en la introducción precoz de la alimentación complementaria. Así, se ha comprobado que las madres con afectividad negativa (altos niveles de ansiedad y/o depresión) tienen un 30 % más de probabilidades de introducir la alimentación complementaria antes de los tres meses[15].

Las razones más comunes que declaran las madres que introducen de forma precoz la alimentación complementaria son[12,13,16]:

- Que el niño tenía hambre y que la leche no era suficiente para saciarle.
- Para ayudar al niño a dormir mejor por las noches.
- Por consejo de un miembro de la familia o amigo.
- Por la percepción de que el bebé es un «bebé grande» y entonces necesita algo más que leche.

Con respecto al primer motivo, si el niño toma leche a demanda, no puede tener hambre, porque si se queda con hambre, come más cantidad o con más frecuencia, por lo que este no es un argumento sólido. Los niños lloran por muchísimos motivos distintos del hambre. ¿Por qué concluimos sistemáticamente que llora porque la comida no es suficiente?

En relación con el segundo argumento, es un mito que si los niños cenan mucho, dormirán mejor. ¿Acaso cuando los adultos cenamos mucha cantidad de comida dormimos mejor? En todo caso,

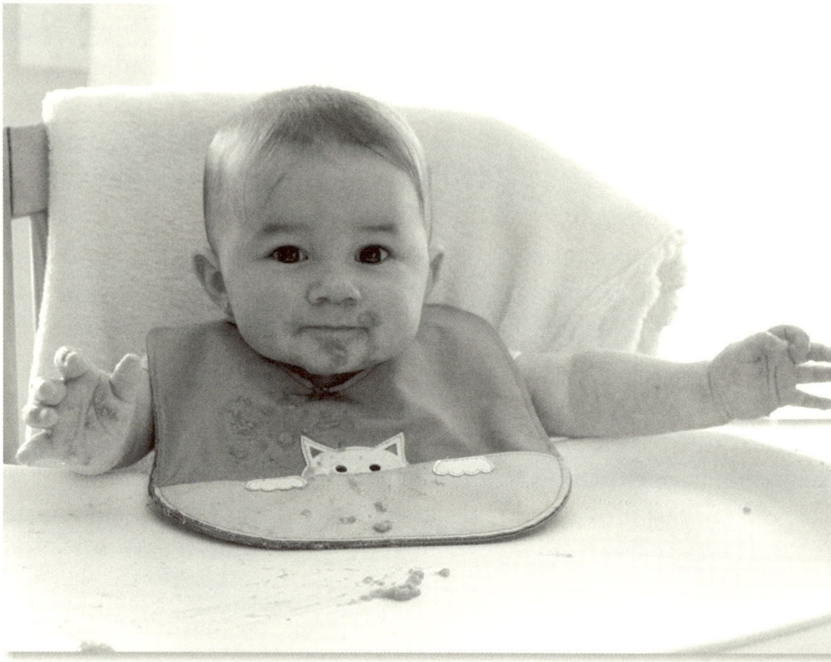

es al revés, ¿verdad? No es agradable irse a la cama con el estómago demasiado lleno. Buena parte de culpa sobre este mito la tiene el hecho de no entender los ciclos de sueño de los bebés y pensar que si se despiertan es porque tienen hambre. Pretendemos que sus ciclos de sueño sean iguales que los nuestros, y esto es un proceso de maduración que tarda meses y años en suceder, y es completamente normal. Los niños que despiertan de noche no siempre lo hacen por hambre, la mayoría de las veces sólo necesitan un poco de contacto físico, saber que no están solos y se vuelven a dormir.

El tercer motivo, la recomendación de amigos o familiares, tampoco es un argumento válido para empezar con la alimentación complementaria antes de tiempo, ya que el hecho de que un hábito sea seguido por mucha gente no implica que por ello sea un hábito correcto. Por ejemplo, casi todos los niños desayunan cacao en polvo azucarado y cereales azucarados o galletas, y no porque lo haga todo el mundo se convierte en un hábito saludable.

Y por último, ya se afirmó anteriormente que el peso del bebé no es un indicador de la edad de incorporación de la alimentación complementaria, así que por mucho que el bebé sea muy grande o muy pequeño, no hay que cambiar las recomendaciones de lactancia materna a demanda exclusiva hasta los seis meses. De la misma forma que los adultos tenemos complexiones diferentes, los bebés también. No todos los bebés tienen que estar en el percentil 50 para estar sanos. ¿O todos los adultos tienen que pesar 65 kg para considerarse sanos? Habrá adultos sanos con 65 kg y otros sanos con 85 kg. Pues con los bebés pasa igual. Otra cosa distinta sería que nuestro bebé no creciese o estuviera perdiendo peso, en ese caso, habría que descartar que no hubiese ninguna enfermedad de fondo, y en caso de haberla, tratarla.

En resumen, entre los factores que se relacionan de forma positiva con la introducción de la alimentación complementaria a la edad adecuada se encuentran: el nivel de educación materna y la elección del enfoque BLW. Por el contrario, se han asociado con una introducción prematura de la alimentación complementaria la corta duración o la ausencia de lactancia materna, ciertas creencias maternas y el consumo de tabaco de la madre.

¿Y si los padres no pueden esperar a los 6 meses para introducir la alimentación complementaria?

Las familias que no esperan hasta los seis meses para incorporar la alimentación complementaria (algo que no es lo más recomendable) no tienen la opción de empezar con el BLW antes de esta edad.

Estudios sobre el desarrollo de los bebés han establecido que los niños no están listos para ingerir ningún tipo de comida distinta de la leche (purés o sólidos) antes de los cuatro meses y que no poseen las habilidades motoras necesarias para aplicar BLW, en la mayoría de los niños, antes de los seis meses[17].

Bibliografía

1. Cattaneo A, Williams, C.; Pallás-Alonso CR, Hernández-Aguilar MT, Lasarte-Velillas JJ, Landa-Rivera, L.; *et al. ESPGHAN's 2008 recommendation for early introduction of complementary foods: how good is the evidence?* Matern Child Nutr. 2011; 7(4): 335-43.

2. European Comisión. Karolinska Institutet, Institute for Child Health I.R.C.C.S. Burlo Garofolo, Unit for Health Services Research and International Health WHO Collaborating Centre for Maternal and Child Health. *Infant and young child feeding: standard recommendations for the European Union. 2006.* En: http://www.ihan.es/cd/documentos/Rec_UE_en.pdf
3. Schiess S, Grote V, Scaglioni S, Luque V, Martin F, Stolarczyk A *et al. Introduction of complementary feeding in 5 European Countries.* J Ped Gastraenterol Nutrition. 2010; 50: 92-8.
4. World Health Organization. *Global Strategy for Infant and Young Child Feeding.* World Health Organization: Geneva, Switzerland, 2003.
5. Brown A, Lee M. *An exploration of experiences of mothers following a baby-led weaning style: Developmental readiness for complementary foods.* Matern Child Nutr. 2011; 9(2): 233-43.
6. Moore AP, Milligan, P.; Goff LM. *An online survey of knowledge of the weaning guidelines advice from health visitors and other factors that influence weaning timing in UK mothers.* Matern Child Nutr. 2012, 10(3): 410-21.
7. Wasser, H.; Bentley, M.; Borja, J. Goldman BD, Thompson A, Slining, M.; Adair L. *Infant perceived as «fussy» are more likely to receive complementary foods before 4 months.* Pediatrics 2011; 127: 229-237.
8. Fewtrell MS, Lucas A, Morgan JB. *Factors associated with weaning in full term and preterm infants.* Arch Dis Child Fetal Neonatal Ed. 2003; 88: F296-F30.
9. Giovannini M, Riva E, Banderali G, Scaglioni S, Veehof SH, Sala M, *et al. Feeding practices of infants through the first year of life in italy. Acta Paediatr.* 2004, 93, 492-497.
10. Grummer-Strawn LM, Scanlon KS, Fein SB. *Infant feeding and feeding transitions during the first year of life.* Pediatrics 2008; 122: S36-S42.
11. Rebhan, B.; Kohluber, M.; Schwegler, U.; Kolezko BV, Fromme H. *Infant feeding practices and asociated factors through the first 9 months of life in Bavaria, Germany.* J Pediatr Gastroenterol Nutr. 2009; 49: 467-473.
12. Scott JA, Binns CW, Graham KI, Oddy WH. *Predictors of the early introduction of solid foods in infants: Results of a cohort study.* BMC Pediatr. 2009; 9: 60.
13. Tarrant RC, Younger KM, Sheridan-Pereira, M.; White MJ, Kearney JM. *Factors associated with weaning practices in term infants: A prospective observational study in Ireland.* Br J Nutr. 2010; 104:1544-1554.
14. Coleman BL, Gutmanis, I.; Larsen LL, Leffley, AC.; McKillop JM, Rietdyk AE. *Introduction of solid foods: Do mothers follow recommendations?* Can J Diet Pract Res. 2009; 70: 135-140.
15. Hampson SE, Tonstad, S.; Irgens LM, Meltzer HM, Vollrath ME. *Mothers'negative affectivity during pregnancy and food choices for their infants.* Int J Obes.2010; 34: 327-331.
16. Crocetti, M.; Dudas, R.; Krugmna S. *Parental beliefs and practices regarding early introduction of solid foods to their children.* Clin Pediatr (Phila) 2004; 43: 541-547.
17. Naylor A, Morrow A, Academy for Educational Development. *Pediatric Nutrition Handbook*; Suskind,D., Lenssen, P., Eds.; Wiley-Blackwell: Seattle, DC, USA, 2011.

5. ¿Son capaces los bebés de autoalimentarse tan pequeños?

La adquisición de las habilidades para que los bebés se alimenten por sí mismos han sido discutidas en la literatura científica, llegando al consenso de que los niños sanos desarrollarán las habilidades para autoalimentarse alrededor de los seis meses de edad[1].

Las habilidades motoras requeridas para alimentarse solos son, por un lado, la estabilidad al sentarse erguido con un poco o con ninguna ayuda y, por otro, ser capaz de alcanzar y agarrar objetos y llevárselos a la boca[1,2].

Un estudio reveló que los bebés podían sentarse en el regazo de sus cuidadores sin ayuda a una media de edad de cinco meses y medio[3].

Es necesario mantenerse sentado erguido para aplicar BLW con éxito porque una vez que el niño ha dominado la habilidad de sentarse, con poco o ningún apoyo, sus brazos están libres para alcanzar la comida, en lugar de ser usados para sostenerse.

Curiosamente, al mismo tiempo que surge la habilidad para sentarse por sí solos (alrededor de los 5 meses), los bebés también empiezan a desarrollar el uso coordinado de sus manos en la manipulación y exploración de objetos[4] y empiezan a discernir entre el tamaño de los objetos y sus propiedades físicas[4].

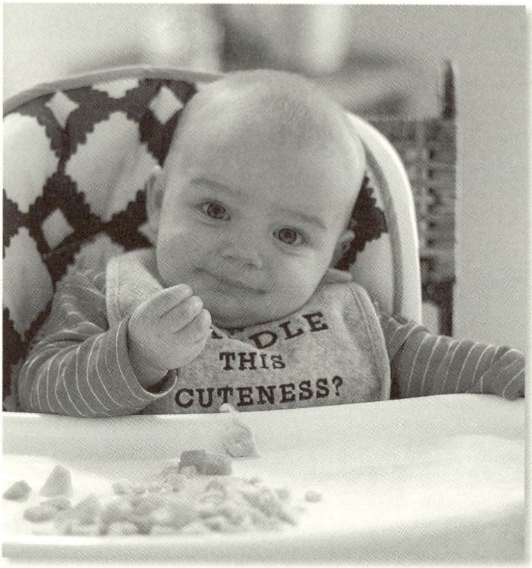

En dos estudios con muestras representativas que se realizaron para evaluar la habilidad de los bebés de alcanzar la comida que le daban sus padres, el porcentaje de niños que eran capaces de agarrar la comida con sus manos resultó ser del 68 % en bebés de 4 a 6 meses[2], del 85 % en bebés de 6 a 7 meses[5] y del 96 % de 7 a 8 meses[2].

Sin embargo, destacó que el número de oportunidades de llevarse la comida a la boca era significativamente mayor en los bebés que habían empezado a alcanzar comida más pronto, que para aquellos que habían empezado a hacerlo después. Los autores concluyeron que los padres que tenían bajas expectativas en las habilidades para autoalimentarse de sus hijos, o que percibían que su bebé debería ser alimentado con purés por cuchara, era menos probable que le ofrecieran comida sin triturar a sus hijos y esperaran a que ellos mismos comiesen. En consecuencia, su bebé no podía desarrollar las habilidades para alimentarse solo[6]. Es decir, que los bebés que no comían sin ayuda, no era porque no fuesen capaces de hacerlo, sino porque no les habían dejado desarrollar esas capacidades por considerar que no sabrían hacerlo.

Una vez que el bebé desarrolla la habilidad de coger la comida con sus manitas y llevársela a la boca, el siguiente requisito para aplicar BLW con éxito es tener apropiadas funciones motoras orales para comer trozos de comida.

Parece que los bebés pueden comer comida no procesada fácil de agarrar y de textura blanda sin dientes[7]. La habilidad de masticar diversidad de comida con variaciones en la textura y dureza sucede más o menos a la vez de la erupción de los dientes[7]. A los seis meses, el bebé utiliza un tipo de actividad motora oral de masticación que consiste en hacer movimientos arriba y abajo con la mandíbula para deshacer la comida[8].

Además, a esta edad los bebés tienen desarrollada la movilidad lateral en su lengua para mover la comida alrededor de la boca con el fin de tragarla. De hecho, puede ser importante que al bebé se le dé la oportunidad de utilizar sus habilidades orales tan pronto como las haya desarrollado. Dos estudios han mostrado que si los bebés son expuestos a diferentes texturas después de los nueve meses de edad es más probable que tengan dificultades para alimentarse y sean considerados por sus padres como «malcomedores» comparados con niños que han introducido diferentes texturas desde el inicio de la alimentación complementaria[9,10].

Bibliografía

1. Naylor A, Morrow A, Academy for Educational Development. *Pediatric Nutrition Handbook*, Suskind, D.; Lenssen P. Eds.; Wiley-Blackwell: Seattle, DC, USA, 2011.
2. Carruth BR, Ziegler PJ, Gordon A, Hendricks K. *Developmental milestones and self-feeding behaviors in infants and toddlers.* J Am Diet Assoc. 2004; 104: s51-s56.
3. Carruth BR, Skinner JD. *Feeding behaviours and other motor development in healthy children (2-24 months).* J Am Coll Nutr. 2002; 21: 88-96.
4. Rochat P. *Self-sitting and reaching in 5-to 8-month-old infants: The impact of posture and its development on early eye-hand coordination.* J Mot Behav 1992; 24: 210-220.
5. Von Hofsten, C.; Ronnqvist L. *Preparation for grasping an object. A developmental study.* J Exp Psychol Human 1988; 14: 610-621.
6. Wright CM; Cameron, K.; Tsiaka, M.; Parkinson, K.N. *Is baby-led weaning feasible? When do babies first reach out for and eat finger foods?* Matern Child Nutr 2011, 7, 27-33.
7. Morris S. A *Profile of the Development of Oral-Motor Skills in Early Infancy-Birth to 12 Months.* Unpublished work, 1991.
8. Pridham KF. *Feeding behavior of 6-to 12-month-old infants: Assessment and sources of parental information.* J Pediatr. 1990; 117: S174-S180.
9. Northstone, K.; Emmett, P.; Nethersole F. *The effect of age of introduction to lumpy solids on foods eaten and reported feeding difficulties at 6 and 15 months.* J Hum Nutr Diet 2001; 14:43-54.
10. Coulthard, H.; Emmett P. *Delayed introduction of lumpy foods to children during the complementary feeding period affects child's food acceptance and feeding at 7 years of age.* Matern Child Nutr, 2009; 5:75-85.

6. ¿Será capaz de comer suficiente cantidad para crecer?

Comer es esencial para la supervivencia, y los bebés nacen bien equipados para asegurar una adecuada ingesta de comida. Sin embargo, el proceso de aprender a comer tiene que ocurrir rápidamente y por ello, el modo de alimentarse evoluciona de manera espectacular durante los primeros años de vida, desde la alimentación a través del cordón umbilical en el útero hasta que el niño come la comida de la familia al final del primer año, pasando por la lactancia.

Junto con la adquisición de las habilidades motoras necesarias para la aplicación con éxito del BLW, debe darse la circunstancia que el bebé también muestre interés por los alimentos, para así consumir suficiente energía de acuerdo con las necesidades de crecimiento rápido que se producen a estas edades.

El mayor riesgo de retraso en el crecimiento se produce en bebés cuyas capacidades para alimentarse por sí mismos no son las óptimas para su edad y no reciben ninguna ayuda de sus padres. Aunque la ayuda de los padres no se enfatiza en este método, se requiere algo de flexibilidad al inicio en el caso de bebés con habilidades muy pobres para autoalimentarse. Por ejemplo, si al bebé se le escurre constantemente un trozo de comida de la mano, se le puede ayudar a que lo coja (que no es lo mismo que metérselo en la boca).

El retraso en el desarrollo puede producirse por una transición tardía a los alimentos sólidos (más tarde de los 6 meses) o bien, al contrario, la desnutrición puede ser previa a la introducción de los alimentos (por ejemplo, por alguna enfermedad) y, en consecuencia, que el bebé tenga falta de energía para autoalimentarse.

Si no interferimos en las señales de hambre y saciedad de los niños, ellos solos son capaces de autorregular su ingesta de forma satisfactoria. De la misma manera que cuando se le ofrece el pecho a demanda, no sabemos qué cantidad come y confiamos en que el bebé sabe hacerlo de forma innata, con la comida pasa lo mismo. La diferencia en este caso es que los cuidadores deben saber qué tipo de alimentos ofrecerle y que sea el bebé el que elija qué alimentos come y en qué cantidades.

Ningún niño pasa hambre teniendo comida a su alcance. Ningún niño decide que va a dejar de comer para entrar en unos pantalones que ya no le sirven. Si tiene hambre quiere decir que necesita comer, y si no tiene hambre, que no necesita comer en ese momento (o bien que está enfermo, pero las enfermedades tampoco se curan comiendo). Los niños que pasan hambre, desgraciadamente no es porque no quieran comer, sino porque no tienen la disponibilidad de alimentos que tenemos nosotros.

Además, los niños a los que se le pone comida a su alcance de forma demasiado tardía, tardan también más en lograr otros peldaños en su desarrollo(1).

Durante el proceso en el que el bebé «aprende a comer» (aunque no me gusta mucho esta expresión porque los bebés ya nacen sabiendo comer, aún de recién nacidos, saben reptar y llegar hasta el pecho de su madre), uno de los factores que hace que el bebé elija unos alimentos u otros es la densidad energética del alimento. Los bebés expuestos a una comida con elevada densidad energética mostraron una ingesta diferente que aquellos expuestos a la misma cantidad de comida pero con menor densidad(2).

Asimismo, los niños de 2-3 años son capaces de identificar, incluso de forma inconsciente, la comida que es rica en energía para así ajustar sus elecciones alimentarias(3-5).

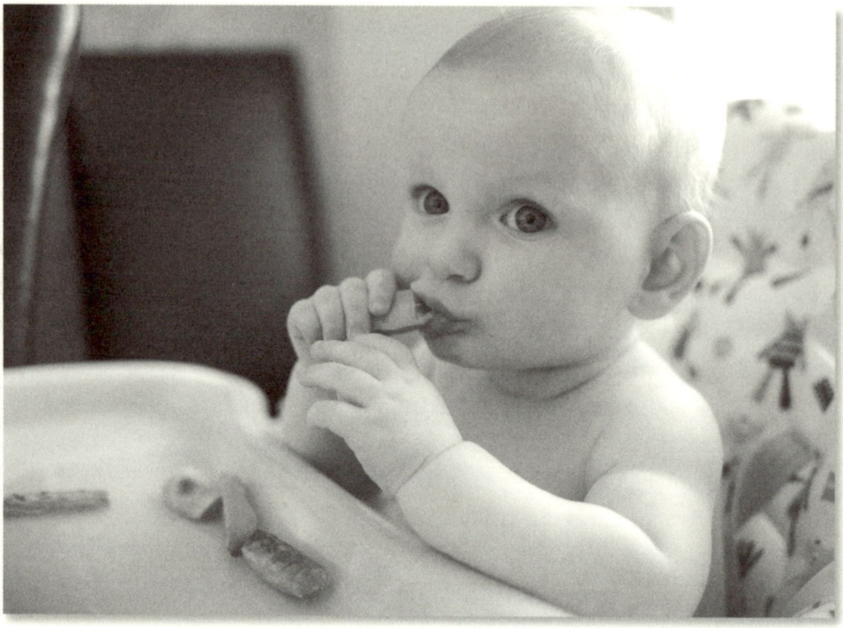

Este hecho ayuda a interpretar la frecuente falta de atracción de los niños hacia los vegetales, que generalmente son alimentos bajos en calorías, y la mayor atracción hacia alimentos de mayor densidad energética[6].

Todo esto lo corroboran un par de ensayos clínicos aleatorizados recientes que muestran que los bebés que siguen BLW no presentan más retrasos en el crecimiento que sus homólogos alimentados con cuchara[9, 10]

A los padres de los bebés que siguen el método de alimentación complementaria convencional con purés, habitualmente sus pediatras o enfermeros de pediatría les ofrecen unas pautas a seguir con ciertas recomendaciones alimentarias para que sepan qué alimentos deben ofrecer en las comidas (pautas no siempre adecuadas ni actualizadas, pero por lo menos se les entrega alguna orientación).

Sin embargo, con el BLW no se suele ofrecer ningún tipo de asesoramiento, por lo que los alimentos ofrecidos al bebé suelen quedar al criterio de sus cuidadores y aquí puede estar uno de los problemas.

Los alimentos que suelen elegir los padres para ofrecer primero a sus bebés (a los seis meses) suelen ser mayoritariamente verduras cocinadas de una forma apropiada (calabaza hervida o al vapor, brócoli, zanahoria...), patatas y frutas como el aguacate o el plátano[8].

Es necesario que desde atención primaria haya guías para familias que eligen este enfoque, para que estén asesoradas igualmente y no queden las elecciones a criterio de cada uno, ya que puede no ser siempre el más adecuado.

Bibliografía

1. Wright, C.; Birks E. *Risk factors for failure to thrive: A population-based survey.* Child Care Health Dev. 2000; 26: 5-16.
2. Remy, E.; Issanchou, S.; Chabanet, C.; Nicklaus S. *Repeated exposure of infants at complementary feeding to a vegetable puree increases acceptance as effectively as flavor-flavor learning and more effectively than flavor-nutrient learning.* J Nutr. 2013; 143: 1194-1200.
3. Nicklaus, S.; Boggio, V.; Chabanet, C.; Issanchou S. *A prospective study of food variety seeking in childhood, adolescence and early adult life.* Appetite. 2005; 44: 289-297.
4. Nicklaus, S.; Boggio, V.; Issanchou S. Food choices at lunch during the third year of life, high selection of animal and starchy foods but avoidance of vegetables. Acta Paediatr. 2005; 94: 943-951.
5. Nicklaus, S.; Chabanet, C.; Boggio, V.; Issanchou S. Food choices at lunch during the third year of life: increase in energy intake but decrease in variety. *Acta Paediatrica.* 2005. 94, 1023-1029.
6. Remy, E.; Divert, C.; Rousselot, J.; Brondel, L.; Issanchou, S.; Nicklaus, S. Impact of energy density on liking for sweet beverages and caloric-adjustment conditioning in children. *The Am J Clin Nutr.* 2014; 100: 1052-1055.
7. Zheng, H.; Lenard, NR.; Shin, AC.; Berthoud, HR. Appetite control and energy balance regulation in the modern world: reward-driven brain overrides repletion signals. *Int J Obes.* 2009; 33: S8-S13.
8. Cameron, SL.; Heath, AL.; Taylor, RW. Healthcare professionals'and mothers´ knowledege of, attitudes to, and experiences with, baby-led weaning: A content analysis study. BMJ Open 2012; 26(2): 6.
9. Dogan E, Yilmaz G, Cayban N, Turgut M, Gokcay G, Oguz MM. BAby-led complementary feeding: a randomized controlled study. Pediatr Int. 2018. [Epub ahead of print].
10. Taylor RW, Williams SM, Fangupo LJ, Wheeler BJ, Taylor BJ, Daniels L *et al.* Effect of a Baby-led Approach to Complementary Feeding on Infant Growth and Overweight: A Randomized Clinical Trial. *JAMA Pediatr.* 2017:171(9):838-846.

7. ¿Es el BLW apto para todos?

Aunque el BLW es probablemente válido para la mayoría de los bebés y sus familias, no es la mejor opción para todos los niños siempre.

Los niños con trastornos neuromusculares, retrasos en el desarrollo, lesiones cerebrales y otras condiciones médicas primarias y secundarias que afecten a la coordinación neuromuscular involucrada en el proceso de tragar no deberían seguir el BLW[1].

Tampoco se debe empezar con el BLW si el bebé sano no muestra las señales de desarrollo necesarias para comenzar con este enfoque a los seis meses. Aunque la mayoría de los niños estarán preparados, aproximadamente un 15 % de los bebés de 6 a 7 meses todavía no son capaces de llevarse la comida a la boca por sí solos[2]. Así que en este caso tendrían que empezar con los métodos convencionales (aunque sin forzar a comer) hasta que el bebé adquiera las habilidades necesarias, que puede ocurrir unas semanas después de empezar con la alimentación complementaria, sin demorarlo más tiempo del necesario.

Por otro lado, los bebés prematuros puede que tarden más en conseguir esas habilidades motoras y puede que necesiten comer con ayuda durante más tiempo. También hay que tener precaución con los niños que padezcan alguna enfermedad crónica o con riesgo de desnutrición[3].

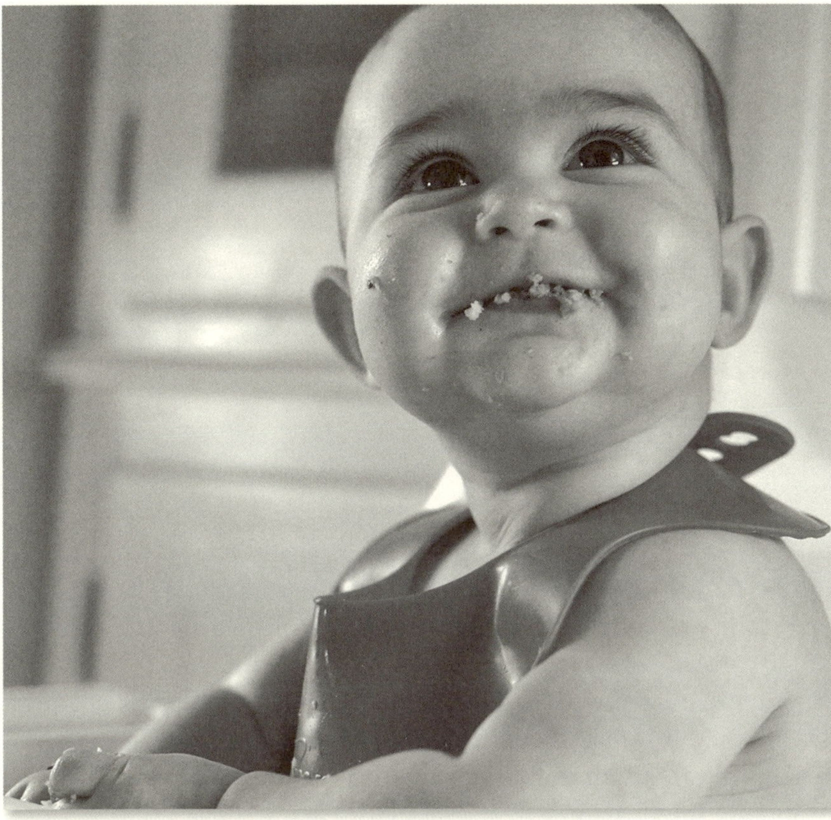

En el caso de los bebés alimentados con leche de fórmula, cuyo sabor no cambia, puede que tengan más dificultades con esta propuesta en comparación con los que se alimentan con leche materna, pero eso no significa que no puedan seguir este planteamiento.

Bibliografía

1. Palmer, JB.; Drennan, JB.; Baba, M. *Evaluation and treatment of swallowing impairments.* Am Fam Physician.2000;61(8):2453–2462.
2. Wright, CM.; Cameron, K.; Tsiaka, M.; Parkinson, KN. *Is baby-led weaning feasible? When do babies first reach out for and eat finger foods?* Matern Child Nutr 2011;7:27-33.
3. Asociación Española de Pediatría [Internet] *Alimentación complementaria dirigida por el bebé*; 2014 [citado 9 de Octubre de 2016]. Disponible en: http://enfamilia.aeped.es/node/746.

Bloque II. Práctica del BLW

8. Lactancia materna

El BLW se aplica de acuerdo con las directrices de la OMS de mantener la lactancia materna exclusiva (sin ningún otro alimento) hasta los seis meses[1]. Sin embargo y a pesar de las recomendaciones, muchas mujeres cesan la lactancia materna exclusiva antes de lo recomendado, siendo la proporción de mujeres que amamantan de forma exclusiva hasta esta edad, desgraciadamente, muy baja (entre el 7 % y el 23 %)[2,3].

Después de los primeros seis meses de lactancia materna exclusiva, las diversas entidades de referencia recomiendan que la leche materna (o, en su defecto, la artificial) siga suponiendo la principal fuente nutritiva del niño durante el período de alimentación complementaria, evitando que los alimentos ofrecidos desplacen a la lactancia.

La OMS señala que, durante el período de alimentación complementaria, la leche materna debería seguir siendo el tipo básico de leche consumida por el niño[4] y recomienda «continuar con la lactancia materna, junto con alimentos complementarios apropiados, hasta los dos años de edad o más»[5].

La AAP también aconseja la continuación de la lactancia materna «según deseen madre e hijo»[6], mientras que la Comisión Europea aconseja que «la leche materna […] debería seguir

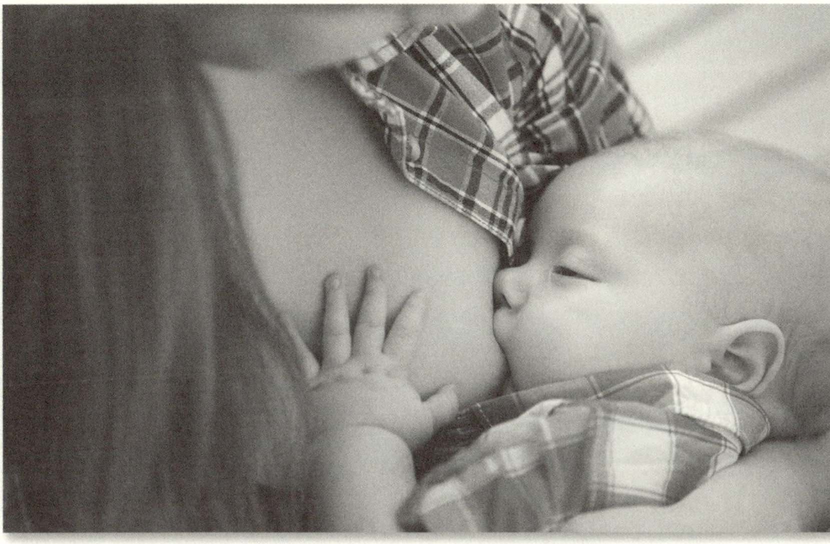

siendo la principal fuente nutritiva durante todo el primer año de vida [...] respetando totalmente que las madres tomen la decisión sobre cuánto tiempo ellas y sus hijos van a continuar con el amamantamiento»[7].

La Asociación Española de Pediatría (AEP) también insiste en que durante el período de alimentación complementaria, se continúe con el amamantamiento junto con otros alimentos que complementen la alimentación «hasta los 2 años o más, mientras madre e hijo lo deseen»[8].

Así que, como se puede comprobar, la lactancia materna no es cosa de *hippies* ni es que se haya puesto ahora de moda: son las recomendaciones de absolutamente todas las entidades sanitarias de referencia. ¿No será por algo que todas estas entidades lo recomiendan? Porque si estas recomendaciones estuviesen «contaminadas» por los intereses de la industria alimentaria, la recomendación sería justamente la contraria.

Incorporar la alimentación complementaria no es destetar al bebé, sino un proceso en el que, de forma gradual, el bebé va ingiriendo cada vez más comida a la vez que va reduciendo de forma paulatina las tomas de leche. El bebé solo sabrá hacerlo. Si quiere pecho, lo pedirá y si no, no. Será él quien decida cuándo ya no

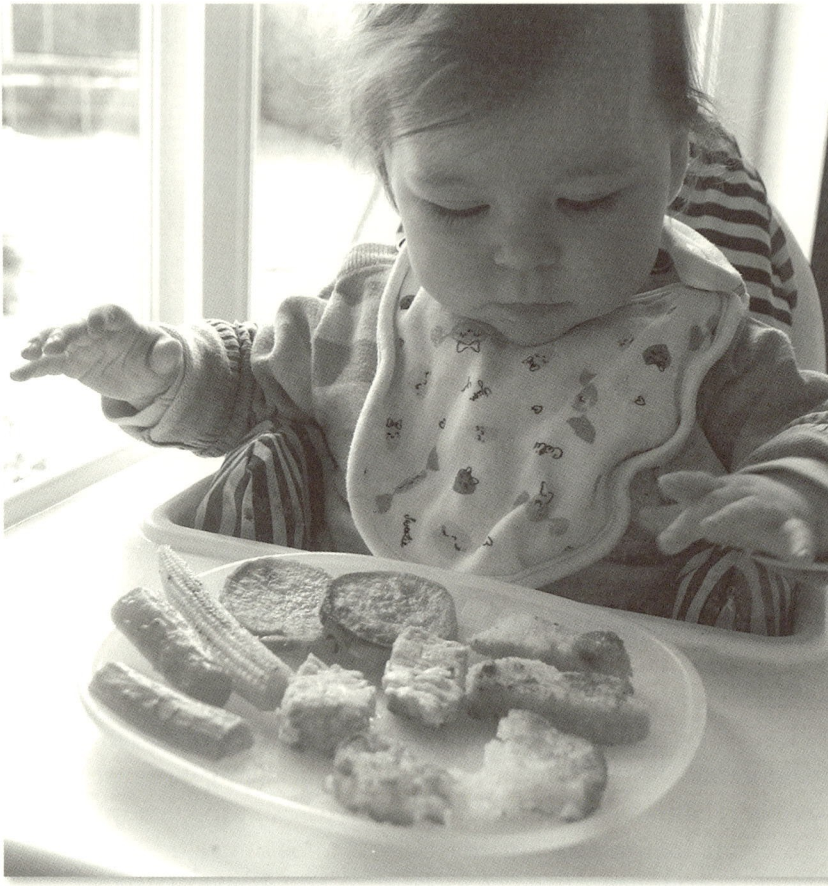

quiere tomar más pecho. Y no hay que preocuparse por ello, cuando el niño vaya al instituto, ya no seguirá enganchado a la teta.

¿Debo ofrecerle los alimentos antes o después del pecho?

Aunque no se ha demostrado que la ingesta calórica total varíe en función de si se ofrecen los alimentos antes o después de las tomas de pecho, en general se suele recomendar que durante los primeros meses de la diversificación alimentaria, se le ofrezcan los nuevos alimentos después de dar el pecho, para no crear ansiedad en el bebé si está excesivamente hambriento y no es capaz de agarrar bien algún alimento, así como para asegurar una adecuada ingesta de leche materna, que sigue siendo su principal fuente nutritiva.

A partir del año, y sobre todo en los niños en los que se observa un rechazo generalizado de otros alimentos, es recomendable ofrecer los alimentos sólidos antes del pecho, ya que los sólidos pasan a ser su principal fuente de energía a esta edad.

Bibliografía

1. World Health Organization. The Optimal Duration of Exclusive Breastfeeding: Report of an Expert Consultation; *World Health Organization*: Geneva, Switzerland, 2001.
2. Lande, B.; Andersen, LF.; Baerug, A.; Trygg, KU.; Lund-Larsen, K.; Veierød, MB. *et al. Infant feeding practices and associated factors in the first six months of life: The norwegian infant nutrition survey.* Acta Paediatr. 2003; 92: 152-171.
3. Health Canada [Internet] Trends in Breastfeeding Practices in Canada (2001 to 2009-2010). [cited 2016 Oct 9] Available from: http://www.hc-sc.gc.ca/fn-an/surveill/nutrition/commun/prenatal/trends-tendances-eng.php
4. World Health Organization. *Feeding and nutrition of infants and young children Guidelines for the WHO European Region, with emphasis on the former Soviet countries.* Geneva: WHO; 2003.
5. World Health Organization [Internet]. Breastfeeding. 2012. [cited 2016 Oct 9] Available from: http://www.who.int/topics/breastfeeding/en/index.html
6. American Academy of Pediatrics. Section on Breastfeeding. Breastfeeding and the use of human milk. *Pediatrics.* 2012; 129 (3): e827-41.
7. European Comision. Karolinska Institutet, Institute for Child Health I.R.C.C.S. Burlo Garofolo, Unit for Health Services Research and International Health WHO Collaborating Centre for Maternal and Child Health. [Internet] Infant and young child feeding: standard recommendations for the European Union. 2006. [cited 2016 Oct 9] Available from: http://www.ihan.es/cd/documentos/Rec_UE_en.pdf.
8. Asociación Española de Pediatría [Internet]. *Recomendaciones sobre Lactancia Materna del Comité de Lactancia Materna de la Asociación Española de Pediatría. 2012.* [citado 9 Oct 2016] Disponible en: http://www.aeped.es/comite-lactancia-materna/recomendaciones

9. BLW y lactancia artificial, ¿compatibles?

¿El BLW sólo es posible si se elige la lactancia materna? ¿Qué pasa si por el motivo que sea el bebé está recibiendo lactancia artificial?

Es posible que la leche artificial en lugar de la lactancia materna pueda impedir o dificultar la aplicación del BLW por dos motivos principales:

Por un lado, la lactancia artificial puede desajustar la autorregulación de la ingesta de comida, que es justo uno de los pilares básicos del enfoque BLW[1,2].

La autorregulación de la ingesta de leche materna es innata en niños que han sido alimentados a demanda, en respuesta a sus señales internas de hambre y saciedad. Es decir, que los niños nacen sabiendo cuándo deben comer y cuándo no, siempre que los adultos no interfiramos en el proceso[3].

Por otro lado, los bebés amamantados adquieren un rol más activo para poder transferir la leche desde el pecho de su madre y son más capaces de autorregular su ingesta.

Sin embargo, esta autorregulación innata de la ingesta de energía se puede alterar, y esta circunstancia se ha asociado con el desarrollo de sobrepeso y obesidad en niños de mayor edad[4].

Cuando los niños se alimentan mediante biberón, obtienen la

leche con menos esfuerzo en comparación a los que maman, ya que prácticamente no tienen que succionar para que les salga la leche, la leche sale igual, succionen o no. Así que los niños alimentados con leche de fórmula son más pasivos en el proceso de alimentación, haciendo que sea más fácil que estén sobrealimentados, es decir, que coman más de lo que necesitan realmente[2].

Sobre este punto también influyen los mayores niveles de control de la ingesta del bebé por parte de los adultos que les dan el biberón, que reducen las oportunidades del niño de controlar la cantidad consumida en cada comida, ya que se les ofrece una cantidad de leche predeterminada. Así el bebé es, por lo tanto, un participante más pasivo, con poco o ningún margen para elegir cuánto quiere y en qué momento quiere comer. Y como resultado, es más probable que los bebés aprendan que deben parar de comer cuando vacíen el biberón, en lugar de parar cuando estén saciados[1-3].

El segundo motivo principal por el que la lactancia artificial puede dificultar la práctica de BLW es porque no ofrece las mismas variaciones de sabor que la leche materna.

Son las propiedades organolépticas de la leche materna las que se cree que facilitan la transición hacia la dieta de la familia, porque muchos sabores de la dieta de la madre aparecen en la leche materna, promoviendo así la aceptación posterior de mayor variedad de sabores[5], siempre que la madre coma regularmente la misma comida[6,7]. Por el contrario, la leche artificial le aporta al bebé siempre el mismo sabor, lo que dificulta más que acepten posteriormente sabores distintos.

El placer de comer puede empezar a desarrollarse ya durante el período de lactancia, en relación con la exposición a los distintos sabores durante el amamantamiento. Así, se han observado diferencias entre los bebés amamantados y los alimentados con leche de fórmula. En su aceptación inicial de nuevos alimentos durante la alimentación complementaria[6], los bebés que eran amamantados consumían más variedad de alimentos distintos durante los primeros días[8-10]. Este resultado se puede interpretar en relación con la variación del sabor de la leche materna en comparación con el sabor fijo de la leche de fórmula[9,10]. Esa variedad de sabores podría predisponer al bebé a aceptar más fácilmente los nuevos alimentos.

Tras todo lo expuesto y volviendo a la cuestión inicial... ¿Es compatible aplicar BLW con la lactancia artificial?

No es que sea totalmente incompatible, pero no es lo más recomendable, porque por un lado, sería más difícil llevarlo a la práctica y por otro lado, se incumplirían varios pilares básicos de este enfoque como son la autorregulación energética, que sea el bebé el que coma por sí mismo o que no se coma utilizando tetinas...

Así que si, por el motivo que sea, no hay más remedio que darle lactancia artificial al bebé o lactancia mixta, se puede utilizar el enfoque BLW igual, ahora bien, teniendo la oportunidad de elegir, como ocurre en la inmensa mayoría de los casos, sin dudarlo, la lactancia materna es lo más adecuado.

Bibliografía

1. Li, R.; Fein, SB.; Grummer-Strawn, LM. Do infants fed from bottles lack self-regulation of milk intake compared with directly breastfed infants? *Pediatrics* 2010; 125: e1386-e1393.
2. Disantis, KI.; Collins, BN.; Fisher, JO.; Davey, A.; Do infants fed directly from the breast have improved appetite regulation and slower growth during early childhood compared with infants fed from a bottle? *Int J Behav Nutr Phys Act* 2011; 8: 89.
3. Birch, LL.; Johnson, SL.; Andresen, G.; Peters, JC.; Schulte, MC. The variability of young children's energy intake. *N Engl J Med.* 1991; 324: 232-235.
4. Golan, M.; Bachner-Melman, R. Self-regulation and the management of childhood obesity. *J Community Med Health Educ.* 2011; 1: 107.
5. Trabulsi, JC.; Mennella, JA. Diet, sensitive periods in flavour learning, and growth. *Int Rev Psychiatry.* 2012; 24: 219-230.
6. Sullivan, SA.; Birch, LL. Infant dietary experience and acceptance of solid foods. Pediatrics. 1994: 93: 271-277.
7. Birch, LL.; Fisher, JO.; Savage, JS. Parental influence on eating behaviour: Conception to adolescence. J Law Med Ethics 2007; 35: 22-34.
8. Hausner, H.; Nicklaus, S.; Issanchou, S.; Mogaard, C.; Moller, P. Breast-feeding facilitates acceptance of a novel dietary flavour compound. *Clin Nutr.* 2010; 29:141-148.
9. Maier, AS.; Chabanet, C.; Schaal, B.; Issanchou, SN. Breastfeeding and experience with variety early in weaning increase infants acceptance of new foods for up to two months. *Clin Nutr.* 2008; 27: 849-857.
10. Menella, JA.; Jagnow, CP.; Beauchamp, GK. Prenatal and postnatal flavor learning by human infants. *Pediatrics.* 2001; 107: e88.

10. Orden de incorporación de alimentos

Habitualmente cuando se acude al pediatra a las revisiones de edad, se entrega a los padres un papelito con un orden determinado de introducción de los alimentos que la mayoría siguen escrupulosamente cual libro sagrado.

Estos «papelitos» fueron estudiados en varios países europeos, comprobándose que se siguen costumbres muy distintas de unas ciudades a otras. El descubrimiento más curioso es que el orden de incorporación propuesto no coincidía en ninguna de las ciudades estudiadas[(1)].

En los años 90 algunas prestigiosas sociedades científicas publicaban la recomendación de retrasar la introducción de alimentos potencialmente alergénicos como, por ejemplo, la leche de vaca hasta después de los 12 meses y el huevo después de los 24 meses. Estas recomendaciones estaban basadas en la supuesta inmadurez del sistema inmunitario de los bebés y se suponía que esto favorecía la sensibilización hacia los antígenos alimentarios.

Sin embargo, y tras el fracaso en la prevención de las alergias alimentarias, cuyo diagnóstico ha aumentado en los últimos años, las evidencias científicas actuales sugieren que la tolerancia a la comida debería estar mediada por una exposición temprana y regular a las proteínas que podrían actuar como posibles alérgenos[(2)]. En apoyo a esta teoría, son varios los estudios recientes que muestran que el retraso en la introducción de los alimentos potencialmente alergénicos no reduce la frecuencia de alergia y que podría incluso incrementar el riesgo de atopia[3-5].

De este modo, los datos disponibles sugieren que la introducción tardía de los alimentos en la dieta de los bebés no es útil para prevenir alergias. En esta línea, las últimas recomendaciones de la Academia Americana de Pediatría (AAP)[6], de la Academia Europea de Alergia e Inmunología Clínica (EAACI)[7], de la Sociedad Europea de Gastroenterología, Hepatología y Nutrición Pediátrica (ESPGHAN)[8] y de la Agencia Europea de Seguridad Alimentaria (EFSA)[9] reconocen que no hay evidencias científicas que justifiquen la demora en la introducción de alimentos reconocidos como alérgenos comunes, con el fin de prevenir alergias.

Más datos importantes que emergen de la literatura científica reciente señalan un rol favorable de la lactancia materna en el desarrollo de la tolerancia a algunos alimentos. De este modo, parece que introducir la alimentación complementaria mientras se continúa amamantando podría disminuir la presencia de algunas alergias alimentarias[10-12].

En esta línea, en un reciente metaanálisis (un «estudio de estudios») se encontró que la incorporación temprana del huevo o del cacahuete en la dieta del bebé no sólo no aumentaba las posibilidades, sino que se asociaba con una disminución en el riesgo de desarrollar alergia al huevo o al cacahuete[13].

En base a todo esto parece razonable evitar seguir un calendario estricto de introducción de nuevos alimentos, y dejarse guiar por los gustos del bebé[14] y las costumbres familiares. La mayoría de estas guías de orden de introducción de los alimentos están obsoletas y son diferentes en cada consulta de pediatría.

En nuestro medio, y durante la edad pediátrica, los alimentos más implicados en las reacciones alérgicas son por orden de frecuencia: las proteínas del huevo (39,1 %) y la leche (32,3 %), seguidas del pescado (11,3 %), los frutos secos (18,8 %) y las frutas (12 %) y la forma clínica de presentación más frecuente en la edad pediátrica es la afectación cutánea que se manifiesta como urticaria-angioedema (63,5 %), el síndrome de alergia oral (33,6 %), la clínica digestiva (24,7 %) que se puede manifestar como náuseas, vómitos, dolor abdominal y/o diarrea, la anafilaxia (< 20 %), el broncoespasmo (< 10 %), la rinitis (< 10 %) y la anafilaxia inducida por el ejercicio (< 5 %)[15].

Lo verdaderamente relevante a la hora de ofrecer nuevos alimentos es la progresión, es decir, incorporar los alimentos poco a poco para comprobar la tolerancia del bebé. Si introducimos varios alimentos nuevos a la vez y el bebé tiene una reacción adversa, no sabremos qué alimento se la ha producido. Si el bebé reacciona ante la aparición de un alimento nuevo con síntomas como una diarrea severa, vómitos o erupciones cutáneas, es necesario contactar con el pediatra.

Con respecto a cuánto tiempo tiene que pasar entre la introducción de un alimento y otro nuevo no está definido con exactitud. La mayoría de reacciones alérgicas se producen en las primeras horas tras la ingesta del alimento. Hay directrices que aconsejan esperar entre 3-5 días para incorporar un alimento nuevo, otras que aconsejan esperar un día y otras que recomiendan seguir esta pauta sólo con los alimentos potencialmente alergénicos permitiendo introducir alimentos de baja alergenicidad a la vez (por ejemplo, introducir a la vez el aceite de oliva, la patata y el brócoli).

Quizás esta última recomendación podría ser la más adecuada en bebés que siguen BLW que no tengan un historial familiar de alergias ni dermatitis atópica persistente a los tratamientos. De esta forma, se podría favorecer una buena absorción del hierro de manera precoz, ya que si se tarda de 3 a 5 días en introducir cada alimento, se tardará mucho en poder ingerir hierro de buena biodisponibilidad, algo que es importante ya desde los 6 meses, al inicio de la alimentación complementaria, como se detallará más adelante.

Por ejemplo, si queremos introducirle al bebé unas croquetas de pollo al vapor (para empezar dándole una forma blandita la carne y fácil de agarrar), que tienen 7 ingredientes (pan rallado, harina, huevo, leche, aceite de oliva, pollo, zanahoria y cebolla) y tardamos de 3 a 5 días con cada alimento, resulta inviable, porque tardaríamos casi un mes en poder introducirlas. ¿Qué se puede hacer entonces? En este caso para empezar se puede elegir una bebida de avena para hacer la bechamel en lugar de la leche (que es uno de los posibles alérgenos), o inicialmente se podrían rebozar sólo con harina, por ejemplo. Así llevaría como ingredientes: harina, bebida de avena, aceite de oliva, zanahoria y pollo. Son cinco ingredientes de baja alergenicidad, excepto la harina si la elegimos con gluten. Esto se haría así si es la primera vez que introducimos el gluten, pero si ya lo hemos hecho antes, podríamos rebozarlas también con huevo. O si ya hemos introducido el huevo con anterioridad y ya han pasado unos tres días, podríamos hacer la bechamel con leche. Y así sucesivamente: esperaríamos unos 3-5 días para introducir el siguiente alimento potencialmente alergénico, pero mientras tanto le vamos ofreciendo alimentos de baja alergenicidad.

Una pauta apropiada es la de no introducir ningún alimento nuevo alimento en la cena, ya que si se produce cualquier tipo de reacción adversa por la noche puede coger a los padres durmiendo y, por ello, no ser conscientes.

Situaciones en las que se sugiere consultar con un alergólogo para el desarrollo de un plan personalizado de introducción de alimentos[(16)]

Cuando el bebé desarrolla una dermatitis atópica moderada-severa persistente, a pesar de haber recibido un tratamiento adecuado, o si el bebé ha tenido algún episodio de reacción alérgica inmediata tras la ingestión de un alimento, se debería demorar la introducción de los alimentos altamente alergénicos hasta que lo evalúe un especialista, que probablemente realice unas pruebas de alergia.

Los niños con una alergia alimentaria tienen riesgo de padecer otras alergias, por ejemplo, los alérgicos a los cacahuetes tienen más riesgo de padecer alergia a los frutos secos o los alérgicos a la leche de vaca, a los huevos o al cacahuete, por lo que se recomienda remitirlos a un alergólogo, para la confirmación de la alergia, el manejo en la prevención de futuras reacciones alérgicas, la evaluación de otras posibles alergias alimentarias, la prescripción de medicamentos adecuados para tratar la anafilaxia, y el seguimiento para una posible resolución de la alergia alimentaria con el tiempo.

Por otro lado, las alergias alimentarias que tienen los padres no afectan a la edad de introducción de la alimentación complementaria en sus hijos[17].

¿Qué pasa con el gluten?

En estudios observacionales previos se sugería que la introducción del gluten entre los 4 y los 6 meses podría reducir el riesgo de enfermedad celíaca[18]. Concretamente, la ESPGHAN, en sus recomendaciones de 2008, sugería evitar tanto la introducción temprana (antes de las 17 semanas) como la tardía (más de las 26 semanas) del gluten, intentando aprovechar la «ventana de tolerancia» que apuntaban estudios americanos que existía en este rango de edad[8].

Sin embargo, nuevos datos procedentes de ensayos clínicos (estudios de mayor calidad que los observacionales, de los que sí se puede deducir relaciones causa-efecto) no confirman el posible beneficio relacionado ni con la edad de exposición al gluten, ni con las cantidades de gluten ingeridas. Más específicamente, el estudio CELIPREV demostró que la introducción tardía no reducía el riesgo de enfermedad celíaca. La única diferencia significativa entre los niños que incorporaban el gluten a los 6 meses y los que lo incorporaban a los 12 meses era que los primeros recibían un diagnóstico precoz de la enfermedad. De este modo, a los niños que habían incorporado el gluten a los 6 meses se les diagnosticaba la enfermedad celíaca a una media de edad de 26 meses frente a los niños a los que se les había incorporado de manera tardía, a los que se les diagnosticaba la enfermedad a los 34 meses.

Una reciente revisión sistemática y metaanálisis[19] (un «estudio de estudios») concluye que no hay evidencia que soporte que la introducción temprana del gluten en la dieta del bebé incremente el riesgo de enfermedad celíaca. Sin embargo, la introducción tardía sí podría estar asociada con un acentuamiento de la enfermedad celíaca, concretamente encontraron un 25 % más de riesgo en los bebés que habían incorporado el gluten más tarde de los 6 meses.

Es resumen, que si se introduce el gluten pronto, desde el inicio de la alimentación complementaria, se podrían prevenir algunos casos de enfermedad celíaca y en todo caso, si se manifiesta la enfermedad, antes se tendrá un diagnóstico que permita tomar las medidas dietéticas necesarias para el niño, y que se acostumbre a comer así de pequeño. De otra forma, con un diagnóstico más tardío, el niño ya se habrá acostumbrado a comer de una determinada manera y después será más difícil que entienda que no puede comer ciertos alimentos[20].

Bibliografía

1. Freeman, V.; van't Hof, M.; Haschke F. Patterns of milk and food intake in infants from birth to age 36 months: the Euro-growth study. *J Pediatr Gastroenterol Nutr.* 2000; 31 Suppl 1: S76-85.
2. Prescott, SL.; Smith, P.; Tang, M.; Palmer, DJ.; Sinn, J.; Huntley, SJ. *et al.* The importance of early complementary feeding in the development of oral tolerance: concerns and controversies. *Pediatric Allergy Immunol.* 2008; 19: 375-80.
3. Snijders, BE.; Thijs, C.; van Ree, R.; van den Brandt, PA. Age at first introduction of cow milk products and other food products in relation to infant atopic manifestation in the first 2 years of life: the koala birth cohort study. *Pediatrics,* 2008; 122: e115-22.
4. Nwaru BI, Erkkola, M.; Ahonen, S.; Kaila, M.; Haapala, AM.; Kronberg-Kippilä, A. *et al.* Age of introduction of solid food during the first year and allergic sensitization at age 5 years. *Pediatrics.* 2010; 125: 50-9.
5. Nwaru, BI.; Takkinen, HM.; Niemelä, O.; Kaila, M.; Erkkola, M.; Ahonen, S. *et al.* Timing of infant feeding in relation to childhood asthma and allergic disease. *J Allergy Clin Immunol.* 2013; 131:78-86.
6. Greer, FR.; Sicherer, Sh.; Burks, AW. American Academy of Pediatrics Committee on Nutrition, American Academy of Pediatrics Section on Allergy and Immunology. Effects of early nutritional interventions on the development of atopic disease in infants and children: the role of maternal dietary restriction, breastfeeding, timing of introduction of complementary foods and hydrolyzed formulas. *Pediatrics.* 2008; 121: 183-91.
7. de Silva, D.; Geromi, M.; Halken, S.; EAACI Food Allergy and Anaphylaxis Guidelines Group. Primary prevention of food allergy in children and adults: systematic review. *Allergy.* 2014; 69: 581-9.
8. Agostoni, C.; Decsi, TF.; Ewtrell, M.; Coulet, O.; kolacek, S.; Koletzko, B.; *et al.* Complementary feeding: a commentary by the ESPGHAN Committee on nutrition. *J Ped Gastroenterol Nutr.* 2008; 46: 99-110.

9. EFSA Panel on Dietetic Products, Nutrition and Allergies (NDA). Scientific Opinion on the appropriate age for introduction of complementary feeding of infants. EFSA J. 2009; 7 (12):1423-61.
10. Kooplin, JJ.; Allen, K. Optimal time for solid introduction why are the guidelines always changing? Clin Exp Allergy. 2013; 43: 826-34.
11. Nwaru, BI. *et al.* Age of introduction of solid food during the first year and allergic sensitization at age 5 years. *Pediatrics*. 2010; 125: 50-9.
12. Grimshaw, KE.; Maskell, J.; Oliver, EM.; Morris, RC.; Foote, KD.; Mills, EN. *et al.* Introduction of Complementary Foods and the relationship to food allergy. *Pediatrics*. 2013; 132: e1529-38.
13. Ierodiakonou, D.; García-Larsen, V.; Logan, A.; Groome, A.; Cunha, S.; Chivinge, J. *et al.* Timing of Allergenic Food introduction to the infant diet and risk of allergic or autoimmune disease. A systematic review and meta-analysis. JAMA. 2016; 316 (11): 1181-1192.
14. Alvisi, P.; Brusa, S.; Alboresi, S.; Amarri, S.; Bottau, P.; Cavagni, G. *et al.* Recommendations on complementary feeding for healthy, full-term infants. I*tal J Pediatr.* 2015; 41: 36.
15. Valdesoiro Navarrete, L.; Bosque García, M.; Larramona Carrera, H. Manejo del niño con sospecha de alergia a alimentos. *Protoc diagn ter pediatr.* 2013; 1: 177-84.
16. Fleischer, DM.; Spergel, JM.; Assa'ad, AH.; Pongracic, JA. Primary prevention of allergic disease through nutritional interventions. *J Allergy Clin Immunol Pract.* 2013 Jan; 1(1): 29-36.
17. Rebhan, B.; Kohluber, M.; Schwegler, U.; Kolezko BV, Fromme H. Infant feeding practices and asociated factors through the first 9 months of life in Bavaria, Germany. *J Pediatr Gastroenterol Nutr.* 2009; 49: 467-473.
18. StØrdal, K.; White, R.; Eggesbø, M. Early feeding and risk of celiac disease in a prospective birth cohort. *Pediatrics*. 2013; 132: e 1202-9.
19. Pinto-Sánchez, MI.; Verdu, EF.; Liu, E.; BVercik, P.; Green, PH.; Murray, JA. *et al.* Gluten introduction to infant feeding and risk of celiac disease: Systematic review and meta-analysis. *J Pediatr.* 2016; 168: 132-43.e3
20. Lionetti, E.; Castellaneta, S.; Francavilla, R.; Pulvirenti A, Tonutti, E.; Amarri, S. *et al.* Introduction of gluten, HLA estatus, and the risk of coeliac disease in children. *N Engl J Med.* 2014; 371 (14): 1295-303.

11. Verduras y hortalizas

Son alimentos de baja densidad energética, pero de alta densidad nutricional (ricos en vitaminas, minerales, antioxidantes y fibra).

Se recomienda que los niños, al igual que los adultos, consuman al menos dos raciones de verduras u hortalizas al día, priorizando el consumo de verduras y hortalizas de temporada. De este modo, podemos ofrecérselas al menos en dos de las comidas del día, por ejemplo, en la comida y en la cena, a la vez que las comemos nosotros, aunque eso no quita que no se las podamos ofrecer en otras comidas.

En principio, a partir de los 6 meses los bebés pueden comer todo tipo de verduras y hortalizas. Todas las verduras, limitando aquellas que acumulan más cantidad de nitratos o las que puedan producir atragantamiento, como se detalla más adelante.

No se les debe ofrecer a los bebés zanahoria cruda, ya que se encuentra entre los diez alimentos causantes de más casos de atragantamiento. Se debe ofrecer siempre cocinada: al vapor, cocida, guisada, al horno... Cortada al principio en bastones para que le sea más fácil de agarrar(1,2).

Se recomienda cocinar las verduras preferentemente al vapor o con la mínima cantidad de agua y en el menor tiempo posible, sin luz ni aire (por ejemplo en la olla a presión) ya que así

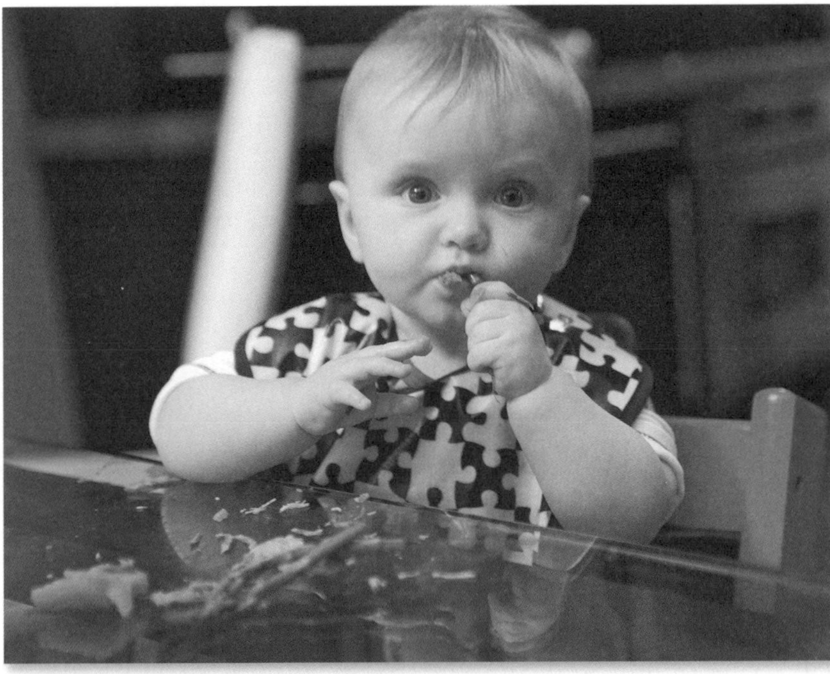

conservarán mejor sus nutrientes, aunque también se pueden hervir, asar, saltear, cocinar a la plancha... Es recomendable aliñarlas con aceite de oliva virgen para aumentar su densidad nutricional y energética.

Las verduras pueden consumirse enteras (como judías verdes, ramilletes de brócoli o coliflor), cortadas en trozos del tamaño de un dedo (zanahoria, calabaza) o en rodajas grandes (berenjena, calabacín)

Las verduras cocinadas se deben conservar en la nevera si se van a consumir en el mismo día o bien congelarlas si son para otro día. No conviene dejarlas a temperatura ambiente.

Sobre verduras y nitratos...

Los nitratos se encuentran de manera natural en los vegetales, especialmente en las hortalizas de hoja verde. Los nitratos en sí son relativamente poco tóxicos. Su toxicidad viene determinada por su transformación, una vez ingeridos, a nitritos que en altas concentraciones pueden originar metahemoglobinemia, una enfermedad cuyo signo más característico es la cianosis o el llamado «síndrome del niño azul». Esta enfermedad afecta de manera especial a aquellos bebés y niños de corta edad que están expuestos a altas concentraciones de nitratos a través de la dieta y puede llegar a ser una enfermedad grave si no se trata.

A pesar de que se ha establecido a nivel comunitario un límite máximo de nitratos contenidos en lechugas y espinacas(3), en algunos casos se ha comprobado que, a pesar de la aplicación de códigos de buenas prácticas agrícolas, no se consigue cumplir con los límites máximos para nitratos, especialmente en el caso de las espinacas frescas.

El Panel de Contaminantes de la cadena alimentaria de la Agencia Europea de Seguridad Alimentaria (EFSA) afirma que los niveles de nitratos en la lechuga no representan un riesgo para los niños. En el caso de las espinacas la situación es diferente; la EFSA ha estudiado dos escenarios distintos de exposición y ha llegado a las siguientes conclusiones:

- **Lactantes** (bebés hasta los 12 meses): Es poco probable que el consumo de espinacas sea una preocupación para la salud, teniendo en cuenta que estas formarían parte de la dieta como uno de los ingredientes de la comida para bebés entre 6 y 12 meses. Sin embargo, la EFSA reconoce que habría un riesgo en el caso de que se diese más de una ración de comida con espinacas al día (considerando que las espinacas constituyan el 50 % del contenido de la comida).
- **Niños de 1 a 18 años:** La EFSA ha estudiado tres grupos de población de niños (1-3, 4-6 y de 7 años en adelante), en los que las espinacas ya se pueden llegar a consumir como una ración completa, y ha determinado que la mayor exposición a nitratos se da en el segmento de 1 a 3 años. En este grupo no se descarta la ausencia de riesgo en situaciones extremas, como aquellas en la que se combinan un alto consumo de espinacas con la presencia de niveles altos de nitratos en las mismas.

Por último, la EFSA advierte de que el almacenamiento inapropiado de estas verduras cocinadas (si se conservan a temperatura ambiente) puede dar lugar a la conversión de los nitratos a nitritos *in situ*, aumentando así el potencial de causar metahemoglobinemia.

Asimismo, se destaca que los niños con infecciones bacterianas del tracto gastrointestinal son más sensibles a los nitratos, por lo que la EFSA desaconseja alimentar a estos niños con espinacas[(4)].

Las hortalizas de hoja ancha que se consumen a nivel europeo son principalmente lechugas y espinacas, de ahí que la declaración de EFSA se haya basado únicamente en estas. Sin embargo, en España existe un consumo importante de acelgas, que dentro de la UE es casi exclusivo de nuestro país.

Actualmente no existe un límite máximo de nitratos establecido en acelga a nivel europeo. El nivel de medio de nitratos en acelgas en España es del mismo orden, aunque ligeramente superior, al de espinacas. Sin embargo, en España el consumo de acelgas en la dieta no es insignificante, como revelan las encuestas de consumo[(5)].

Para un consumo medio de acelgas, con un nivel medio de nitratos, es poco probable que exista una preocupación para la salud; sin embargo, como ocurre con las espinacas, en casos de consumo elevado se reconoce que habría un riesgo.

Como consecuencia de esta situación, las recomendaciones de consumo aplicables a la espinaca por la EFSA deben ser extendidas a la acelga por la importancia que tiene su consumo en nuestro país. Todo ello teniendo en cuenta que la composición de la comida puede estar formada por varias hortalizas que también aportan, aunque mucho menos, nitratos.

Tras estas recomendaciones, en un estudio español más reciente se recomendaba añadir a la lista de verduras ricas en nitratos los cardos y las borrajas, hortalizas muy consumidas las comunidades de Navarra, La Rioja y Aragón[(6)].

La AEP recomienda evitar en los primeros meses las espinacas, la col y la remolacha por su contenido en nitratos, y recomienda introducir estas verduras a partir de los 12 meses[(7)].

A pesar de todo lo expuesto con anterioridad, todas estas recomendaciones se daban teniendo en cuenta que los niños se alimentaban con purés y se les daba de comer en la boca hasta que el puré se acabase, algo que aumenta el riesgo de pasarse con la cantidad de nitritos.

Sin embargo, un bebé que aplique BLW es poco probable que se pase con la cantidad de espinacas, acelgas o lechuga, por lo que simplemente habrá que tener la precaución de que no sean las verduras que se le ofrezcan más habitualmente, lo que no quiere decir que esté prohibido su consumo en menores de un año.

Bibliografía

1. Committee on Injury, Violence, and Poison Prevention. Prevention of Chocking Among Children. *Pediatrics*. 2010; 125 (3): 601-7.
2. Chapin MM1, Rochette LM, Annest JL, Haileyesus T, Conner KA, Smith GA. Nonfatal choking on food among children 14 years or younger in the United States, 2001-2009. *Pediatrics*. 2013; 132 (2): 275-81.
3. Comisión de las Comunidades Europeas. Reglamento (CE) n.º 1881/2006 de la Comisión, de 19 de diciembre de 2006, por el que se fija el contenido máximo de determinados contaminantes en los productos alimenticios. Diario Oficial de la Unión Europea. 20 Dic 2006; L364: 5-24
4. Panel on Contaminants in the Food Chain. Statement on possible public health risks for infants and young children from the presence of nitrates in leafy vegetables. *EFSA Journal*. 2010; 8(12):1 935 [42 pp.]
5. Agencia Española de Seguridad Alimentaria. Modelo de dieta española para la determinación de la exposición del consumidor a sustancias químicas. [Internet]. Madrid: Mayo 2006 [citado 7 Sept 2016] Disponible en: *http://www.aesan.msssi.gob.es/AECOSAN/docs/documentos/para_consumidor/modelo_dieta_espanola.pdf*
6. Martinez A, Sanchez-Valverde F, Gil F, Clerigué N, Aznal E, Etayo V. Methemoglobinemia induced by vegetable intake in infants in northern Spain. J Pediatr Gastroenterol Nutr. 2013 May; 56(5): 573-7.
7. Asociación Española de Pediatría. Sociedad Española de Gastroenterología, Hepatología y Nutrición Pediátrica. Protocolos de Gastroenterología, Hepatología y Nutrición. [Internet] 2010 [citado 7 Sept 2016] Disponible en:*http://www.aeped.es/documentos/protocolos-nutricion*

12. Frutas

Las frutas, al igual que las verduras, es otro grupo de alimentos de baja densidad energética y alta densidad nutricional (ricos en vitaminas, minerales, antioxidantes y fibra).

Se recomienda que los niños, al igual que los adultos, consuman al menos tres raciones de frutas al día[(1)] que le podemos ofrecer en cualquiera de las comidas del día, entre horas o como postre. En este último caso, es una buena costumbre en bebés que aplican BLW, ya que la vitamina C que contiene la fruta favorecerá la absorción del hierro de los alimentos de la comida.

A partir de los 6 meses, los bebés pueden comer cualquier fruta. Antiguamente se esperaba para ofrecer el melocotón hasta los 12 meses, las fresas hasta los 18 meses, por poner ejemplos, pero como ya se explicó con anterioridad, actualmente no hay ninguna evidencia científica que concluya que hay que demorar la introducción de alimentos potencialmente alergénicos, tampoco con las frutas más alergénicas.

Podemos empezar ofreciéndosela pelada, madura y en bastones o trozos grandes. Más adelante, a medida que va desarrollando sus habilidades motoras, se le puede ofrecer con la piel e incluso la fruta entera, habiéndole quitado el hueso. Es útil tener un descorazonador de frutas en casa, para que el bebé pueda comer sin riesgo. Además, al quitarle la pepita de esta forma y seguir manteniendo intacta la forma de la fruta, incluso le resultará más fácil agarrarla con un agujero en el medio.

Debemos de priorizar el consumo de frutas de temporada.

Hay que hacer una mención especial a la manzana, ya que en los pocos estudios que hay al respecto (y sus limitaciones) en aquellos bebés que se habían atragantado, todos habían sido con el consumo de manzana cruda[2]. La manzana cruda se encuentra entre los 10 alimentos causantes de atragantamiento en menores de 3 años[3,4]. Así que hay que tener precaución con esta fruta, que puede consumirse ligeramente asada o cocida para que les sea más fácil, rallada o como parte de tortitas u otras elaboraciones. Lo mismo pasa con la piña, no debe ofrecerse cruda[5].

También hay que tener en cuenta que la sandía, por la forma en la que rompe, es mejor cortarla en láminas muy finas y no en tacos.

Otras frutas con las que hay que tener precaución son: las cerezas, las uvas y los frutos del bosque, que no deberán ofrecérsele nunca enteros, sino troceadas por su forma esférica[3,4].

¿Equivalen los zumos o licuados a una ración de fruta?

Los zumos, aunque provienen de la fruta, no equivalen a tomar una ración de fruta, aun siendo naturales, por varios motivos.

Primero, porque para lograr un vaso de zumo o licuado son necesarias dos o tres piezas de fruta, mientras que si comemos una fruta lo hacemos de una en una, por lo que su valor calórico es mayor.

Segundo, porque los zumos están desprovistos de la fibra que contiene la fruta entera que, entre otras funciones, aporta sensación de saciedad. A esto le sumamos la necesidad de masticar, que hace que se tarde más tiempo en comer una fruta entera, algo que es beneficioso ya que la sensación de saciedad tarda unos minutos en llegar al cerebro desde que se empieza a comer. Al tomar el zumo, se podría estar *engañando* al mecanismo de saciedad e ingiriendo más calorías de las que se necesitan en ese momento. No tiene nada que ver el poder saciante al consumir 2 o 3 naranjas enteras en comparación con el de beberse un vaso de zumo.

Y el tercer motivo es que al tomar la fruta desprovista de su fibra (es decir, en zumo) sube notablemente el azúcar sanguíneo (glucemia) tras su ingesta, algo que no ocurre tras la ingesta de una ración de fruta entera. Al subir más la glucemia, el páncreas debe liberar más cantidad de insulina para que esa glucemia baje hasta niveles más adecuados.

La OMS indica que existe un alto nivel de evidencia científica acerca del papel protector de la fruta para prevenir la obesidad, hecho que queda reflejado en recientes investigaciones al respecto(6,7). Sin embargo, la OMS afirma que los datos científicos muestran una relación probable entre el consumo de zumos de fruta y la obesidad(7).

La AAP recomienda una alta ingesta de frutas para prevenir el sobrepeso y la obesidad en los niños(9) siempre y cuando no sean zumos de fruta, en cuyo caso advierte que un exceso de los mismos incrementa el riesgo de ganancia excesiva de peso y malnutrición(10).

Lo mismo opina el Comité de Nutrición de la Asociación Española de Pediatría, que afirma en un informe que los zumos de fruta no son equivalentes nutricionalmente a las frutas naturales, al carecer de fibra y no estimular la masticación. Según el mencionado Comité, los zumos de fruta no aportan ninguna ventaja nutricional ni suponen una mejora de los hábitos dietéticos sobre la fruta natural. El informe indica que el sobrepeso es el problema médico más común en la edad pediátrica en España, y que el consumo de zumos de fruta en niños y adolescentes se ha incrementado de manera significativa en la última década, lo cual aumenta, además, el riesgo de un aporte insuficiente de vitamina A, C, B2, B6, B12, folato, calcio, hierro y magnesio(11).

La Asociación Americana del Corazón (AHA) también aconseja limitar la ingesta de zumos en niños y adolescentes(12).

Lo recomendable en este sentido es que los bebés (y adultos) consuman cuanto menos zumo de fruta, mejor, y que en su lugar coman frutas al natural, de temporada y con la piel siempre que esta sea comestible (bien lavadas).

Bibliografía

1. Peña, L.; Ros, L.; González, D.; Rial R. *Alimentación del preescolar y escolar. Protocolos diagnóstico-terapéuticos de Gastroenterología, Hepatología y Nutrición Pediátrica SEGHNP-AEP* [Internet] [citado 11 Sept 2016] Disponible en: https://www.aeped.es/sites/default/files/documentos/alimentacion_escolar.pdf
2. Brown A, Lee M. An exploration of experiences of mothers following a baby-led weaning style: Developmental readiness for complementary foods. *Matern Child Nutr.* 2011. 9(2): 233-43.
3. Committee on Injury, Violence, and Poison Prevention. Prevention of Chocking Among Children. *Pediatrics.* 2010; 125(3): 601-7.
4. Chapin MM, Rochette LM, Annest JL, Haileyesus T, Conner KA, Smith GA. Nonfatal choking on food among children 14 years or younger in the United States, 2001-2009. *Pediatrics.* 2013; 132(2): 275-81.
5. Fangupo LJ, Heath AM, Williams SM, Erickson Williams LW, Morison BJ, Fleming WA *et al.* A baby-led approach to eating solids and risk of choking. *Pediatrics.* 2016 Sep 19. Pii: e20160772 [Epub ahead of print]
6. Davis JN, Hodges VA, Gillham MB. Normal-weight adults consume more fiber and fruit than their age and height-matched overweight/obese counterparts. *J Am Diet Assoc.* 2006 Jun; 106(6): 833-40.
7. Lairon D, Arnault N, Bertrais S, Planells R, Clero E, Hercberg S *et al.* Dietary fiber intake and risk factors for cardiovascular disease in French adults. *Am J Clin Nutr.* 2005; 82(6): 1185-94.
8. World Health Organization. Report of a Joint WHO/FAO Expert Consultation on Diet, Nutrition and the Prevention of Chronic Diseases. *WHO Technical Report Series* 916. WHO Geneva 2003.
9. Krebs NF, Jacobson MS; American Academy of Pediatrics Committee on Nutrition. Prevention of pediatric overweight and obesity. *Pediatrics.* 2003; 112(2): 424-30.
10. Committee on Nutrition. American Academy of Pediatrics: The use and misuse of fruit juice in pediatrics. *Pediatrics.* 2001; 107(5): 1210-3.
11. Comité de Nutrición de la Asociación Española de Pediatría. Consumo de zumos de frutas y de bebidas refrescantes por niños y adolescentes en España. Implicaciones para la salud de su mal uso y abuso. *An Pediatr* (Barc). 2003 jun; 58(6): 584-93.
12. Gidding SS, Dennison BA, Birch LL, Daniels SR, Gilman MW, Lichtenstein AH *et al.* Dietary recommendations for children and adolescents: a guide for practitioners: consensus statement from the American Heart Association. *Circulation* 2005; 112(13): 2061-75.

13. Cereales y derivados, pseudocereales y tubérculos

Ejemplos de este grupo de alimentos son el trigo, maíz, cebada, avena, centeno, mijo, arroz, amaranto, quinoa, trigo sarraceno y sus derivados como el pan, pasta, el cuscús, las harinas. Y tubérculos como la patata, el boniato o la yuca.

Todos estos alimentos comparten la característica de que son alimentos ricos en almidón, un tipo de hidratos de carbono que tiene una función energética.

Como ya se explicó con anterioridad, no se recomienda demorar la introducción del gluten[1-3] más allá de los seis meses, por lo que se pueden introducir cereales con gluten desde el inicio del BLW, a los 6 meses.

Normalmente, los bebés que siguen el método convencional de alimentación complementaria, toman los cereales instantáneos solubles diluidos en el biberón junto con la leche. Al aplicar BLW, como los bebés no toman cereales solubles, a muchos padres les surge la duda de cómo incluir este grupo de alimentos en la alimentación de sus hijos.

Hay muchísimas formas de incluir los cereales y derivados, ya que de la misma manera que la mayoría de los adultos no tomamos cereales solubles, los bebés tampoco necesitan consumirlos así, y los consumirán de la misma forma que lo hacemos nosotros. Por ejemplo: pan sin sal con tomate fresco triturado y aceite de oliva o con aguacate, unas arepas, unas tortitas caseras hechas con harina y otros ingredientes como frutas, pasta, patata o boniato al vapor, cocido o asado. Hay infinitas opciones. En el bloque IV, en el apartado de recetas, ofreceré algunas ideas.

¿Integrales o refinados?

Un cereal 100 % integral es aquel que no ha sufrido ningún proceso de refinamiento y que debido a ello, conserva todas las partes del grano del cereal, incluido su germen y su salvado, que son las partes externas del cereal, donde se encuentran la mayoría de los nutrientes (vitaminas, minerales, ácidos grasos esenciales, fibra). Estas capas se desechan cuando consumimos cereales refinados (pan blanco, pasta blanca).

A partir de ahora me referiré a los cereales integrales como granos enteros, porque creo que así el concepto se entiende mejor, ya que a muchas personas cuando se les habla de cereales integrales, se le vienen a la cabeza los típicos cereales de desayuno cargaditos de azúcares y sal que se comercializan supuestamente «para cuidar la línea» y piensan: «¿Cómo le voy a dar a mi hijo alimentos integrales? ¡Si no quiero que adelgace!». Este es un error de concepto bastante habitual. Los alimentos integrales no son más ligeros que los refinados, ni son adelgazantes, simplemente son más densos en nutrientes.

Se desconocen las cantidades de fibra recomendadas para los niños pequeños. Hay datos referentes a niños a partir de los 2 o 3 años y aún así las cifras varían bastante según la fuente consultada. Lo que sí se sabe es, que en niños pequeños, una ingesta más alta de fibra se asocia a dietas más ricas en nutrientes[4] y que los consumidores de granos enteros tienen ingestas significativamente mejores de nutrientes y de otros componentes dietéticos comparados con los que no los consumen. Por ejemplo, se sabe que los niños de 6-18 años que consumen granos enteros tienen mayores ingestas de fibra, potasio, calcio, vitamina C, vitaminas del grupo B, hierro, zinc, magnesio, ácido fólico y vitaminas A y D[5].

La ingesta regular de granos enteros puede contribuir a la reducción de los factores de riesgo relacionados con enfermedades crónicas no transmisibles[6]. Sobre todo, contribuyen a la prevención de enfermedades cardiovasculares, diabetes tipo II, algunos tipos de cáncer y a la mejora de la salud intestinal[7-11]. Los mecanismos a través de los cuales los granos enteros proveen estos beneficios para la salud son todavía inciertos, pero pueden tener que ver con los efectos de reducción del estado inflamatorio[12], la mejora del perfil lipídico sanguíneo, reduciendo o manteniendo el peso[7], la reducción de la presión arterial[13], así como la variedad de efectos metabólicos y hormonales que se atribuyen a un incremento en la ingesta de sustancias fitoquímicas[14].

Las actuales guías alimentarias de los distintos países hacen hincapié en incrementar la proporción de cereales con grano entero en detrimento de los cereales refinados[15], incluidas las recomendaciones de la OMS y la Organización de las Naciones Unidas para la Alimentación y la Agricultura (FAO) que recomiendan el consumo de granos enteros para prevenir algunas enfermedades crónicas[16].

No obstante, las recomendaciones de consumo recomendado de granos enteros varía en los distintos países. Por ejemplo, en EE. UU. y Canadá, la recomendación es que todos los adultos coman al menos la mitad de sus cereales en sus versiones integrales (al menos 3 de 5 raciones)[17], que sería equivalente a tomar 3 raciones de cereales y derivados elaborados al 100 % con el grano entero, o bien, 6 raciones de cereales y derivados elaborados con una mezcla de grano entero y grano refinado[18]. En países como Dinamarca, sin embargo, la recomendación de la ingesta de granos enteros es consumir más de 75 g al día para una ingesta aproximada de 2.400 kcal[19].

Las guías dietéticas de la Región Europea de la OMS[20] reconocen que cuantificar las porciones adecuadas es a menudo difícil. Así, países como Reino Unido dan una recomendación menos específica y que a mi parecer es mucho más fácil de entender: «Elige granos integrales o variedades ricas en fibra siempre que puedas»[21].

¿Consumen actualmente nuestros niños proporciones suficientes de granos integrales? Varios países se han planteado esta cuestión (Francia[22], Alemania[23], Irlanda[24] y Reino Unido[12]) han realizado estudios al respecto, concluyendo que los niveles medios de consumo de granos enteros son bajos, con ingestas medias que oscilan entre los 9,1 g/día de media, descritos en Francia[22], hasta 20 g descritos en Alemania[23]. Estos bajos niveles de ingesta indican que a pesar de las diferentes fuentes de granos enteros y contextos alimentarios existentes entre Estados Unidos y los países europeos, cumplir las recomendaciones de consumo de granos enteros es un desafío generalizado en cualquier país.

Pero hay otro problema, y es que además de los bajos niveles de consumo de granos enteros en niños (y sus padres), la definición de alimento integral no está consensuada y en cada país es distinta. De ahí que la Agencia Europea de Seguridad Alimentaria (EFSA) no haya aprobado ninguna declaración de propiedades saludables respecto a los productos integrales[25], al menos mientras no haya unanimidad en la definición de integral.

A pesar de esto, recientemente hay quien se ha animado a hacer una definición de *integral*, basándose en una evaluación de las evidencias científicas actuales en las que se analiza la cantidad mínima de grano entero necesaria para producir beneficios en la salud, cantidad que determinaron en 27 g de granos enteros por cada 100 g de producto[26].

Aunque un exceso de fibra puede ser irritante para el intestino o producir flatulencias, los bebés que están empezando con BLW todavía ingieren pequeñas cantidades, por lo que es muy difícil que consuman un exceso de fibra. A medida que van creciendo y aumenta la cantidad de alimento que ingieren, su sistema digestivo es más maduro y está más habituado a la ingesta de fibra, que si se le introducen luego grandes cantidades de fibra juntas.

Así, a la espera de un consenso en la definición de alimentos integrales, mi recomendación es que, si queremos ofrecer cereales o derivados, predominen en la alimentación de la familia 100 % integrales, es decir, donde todos los cereales o harinas que se han utilizado para elaborar el producto sean de grano entero y

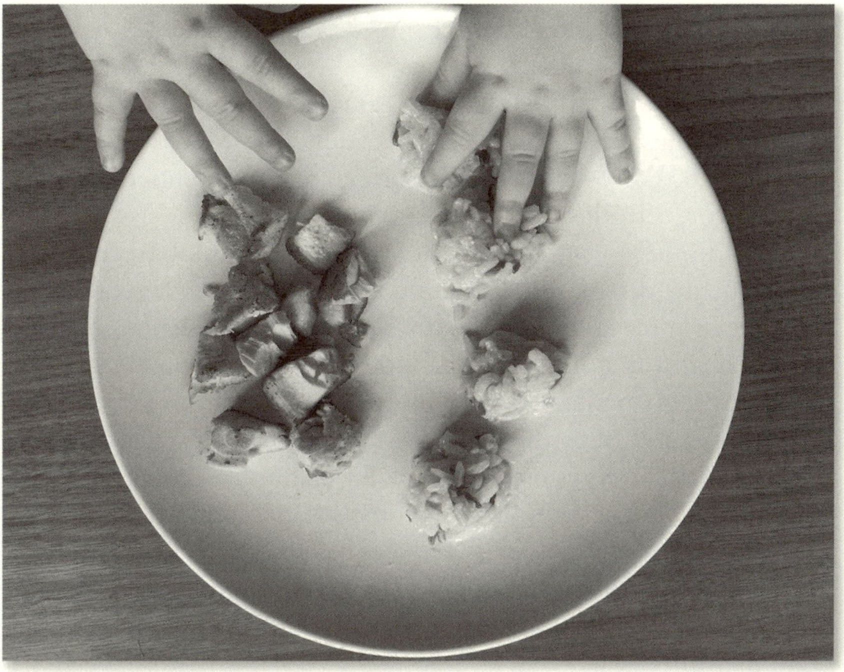

no una mezcla de harinas refinadas con integrales, o harinas refinadas con salvado, ya que los niños van estableciendo sus preferencias alimentarias en los primeros años de vida y aprenden, además de por exposición, por imitación. Una de las máximas en nutrición es consumir alimentos mínimamente procesados, es decir, lo más parecidos a su estado original. Y en el caso de los cereales, los integrales son los menos procesados.

Ahora bien, es preciso aclarar que una galleta integral sigue siendo una galleta, con grandes cantidades de azúcares y grasas de mala calidad, lo mismo pasa con una magdalena integral o con los cereales de desayuno integrales, cargaditos de azúcares.

Cereales integrales y antinutrientes

Últimamente, y por parte de algunos sectores, se está poniendo en tela de juicio el consumo de cereales integrales debido a la presencia en su composición de los llamados antinutrientes, que son sustancias que impiden la absorción de otros nutrientes contenidos en el propio alimento.

Antes de nada, es preciso aclarar que los antinutrientes no sólo están presentes en los cereales integrales, sino que están presentes en muchos otros alimentos de origen vegetal como legumbres, frutos secos, semillas, verduras, cacao...

El ácido fítico es uno de estos principales antinutrientes y está ampliamente distribuido en alimentos de origen vegetal como los cereales integrales. Debido a su estructura molecular, el ácido fítico muestra una alta afinidad por cationes polivalentes, como minerales y elementos traza, e interfiere en la absorción de estos minerales por el intestino.

El creciente interés en los productos elaborados con granos enteros plantea la cuestión de si su consumo habitual afectará al estado de minerales como el hierro o el calcio.

El alto contenido en fitatos contenido en los cereales integrales ha sido considerado el factor principal que limita la biodisponibilidad de minerales.

La inhibición de la absorción intestinal de minerales, sin embargo, puede contrarrestarse con muchos otros componentes alimenticios como ácidos orgánicos y agentes quelantes, ácido ascórbico, productos de la fermentación de la comida... que compiten con el ácido fítico por unirse a minerales y oligoelementos. Por lo tanto, se supone que en las dietas bien variadas y equilibradas, los efectos inhibitorios del ácido fítico son bajos.

Los fitatos ya se hallan unidos al hierro en el alimento incluso antes de ser consumido. Este hierro unido al ácido fítico no podrá ser absorbido. El único problema es que, debido a ello, la cantidad de hierro que tienen los granos integrales no será asimilable, es decir, que los cereales integrales no se podrán tener en cuenta como una fuente de hierro o de calcio y debemos buscar este mineral en otros alimentos.

Por otro lado, existen formas de preparar los cereales para reducir el ácido fítico como es remojarlos en agua (de forma ideal a 55 °C y en un medio ligeramente ácido) por un tiempo que puede variar desde las 2 horas, en el caso del centeno, hasta 17 horas, en el caso de la avena. Sin embargo, la forma más efectiva es la germinación y fermentación (como la que se produce en la elaboración del pan).

En un modelo de alimentación desequilibrada o desnutrición, el ácido fítico puede producir serias deficiencias y supone un problema en países en vías de desarrollo. Sin embargo, con una dieta variada occidental parece ser un problema poco significativo.

A pesar de todo esto, el ácido fítico no es tan malo como puede parecer y en países desarrollados puede cobrar mucha importancia por sus propiedades beneficiosas como la prevención del cáncer[27-31], propiedades antioxidantes[32-36] y anticalcificación, por ejemplo, previniendo la formación de cálculos renales[36-40].

Debido a la prevalencia de algunas enfermedades actuales, cualquier contribución a prevenirlas es significativa. Si el ácido fítico realmente muestra esas propiedades beneficiosas en humanos, no debería ser considerado nunca más un antinutriente.

En resumen, por un lado, para un óptimo aprovechamiento de las propiedades beneficiosas de los cereales integrales en el intestino, los fitatos tienen que ser eliminados o minimizados para evitar sus efectos inhibitorios de la absorción intestinal de minerales como el hierro o el calcio. Pero por otro lado, si se quieren aprovechar sus propiedades en la prevención del cáncer, propiedades antioxidantes y anticalcificación, cualquier intento de eliminación del fitato sería contraproducente. Y este es el dilema actual del ácido fítico en la nutrición humana.

La alternativa a los cereales integrales son los cereales refinados, que son alimentos de baja densidad nutricional. Entonces... ¿cuáles elegimos? ¿Cereales vacíos de nutrientes o cereales llenos de nutrientes con algún antinutriente?

En mi opinión, a tenor de las evidencias disponibles en la actualidad, debemos dar preferencia al consumo de granos enteros, limitando los refinados, y utilizar su ácido fítico como factor preventivo de enfermedades. Ya que los principales nutrientes a los que impide su absorción, como el calcio, los bebés lo obtienen de otros alimentos, principalmente de la leche materna o, en su defecto, de la leche artificial; y el hierro lo obtienen de otras fuentes alimentarias más biodisponibles, como trataremos en otro capítulo. Y además, podemos reducir la presencia de ácido fítico con técnicas como el remojado o la fermentación.

Arroz y arsénico

El arsénico es un metaloide muy abundante en la corteza terrestre. Su presencia en el ambiente se puede incrementar a partir de emisiones industriales para producir energía con combustibles fósiles o para fabricar productos químicos.

Las formas inorgánicas son las más tóxicas debido a su biodisponibilidad y sus efectos adversos. La Agencia Internacional de Investigación sobre el Cáncer (IARC) incluye al arsénico en el Grupo 1 de sustancias que pueden producir cáncer con evidencias científicas sólidas.

Y los niños son los más vulnerables a esta cuestión(41), ya que a misma cantidad de arsénico ingerida, pero menos kilos de peso, el efecto es mayor.

El arroz, por su sistema de cultivo proveniente de países con aguas contaminadas por arsénico, es el alimento con el que hay que tener precaución. Se sabe que los niños que comen cereales infantiles a base de arroz (sin gluten) y tortitas de arroz tienen el triple y el doble de arsénico —respectivamente— que aquellos que no ingieren arroz o alimentos que lo contengan. Por ello, se recomienda hacer un esfuerzo por reducir la exposición al arsénico durante esta etapa crítica del desarrollo, evitando las bebidas de arroz(42), las tortitas de arroz, los cereales para niños hechos a base de arroz y otros alimentos que contengan arroz(43).

En un estudio donde se analizaron 91 cereales distintos producidos en España, el mayor contenido en arsénico se encontraba en los cereales a base de arroz. El 95 % de los cereales para bebés de producción ecológica y el 70 % de los cereales sin gluten para bebés mostraron un riesgo inadmisible de ingesta de arsénico(44). El arsénico se acumula sobre todo en el germen y en el salvado del arroz, motivo por el que los arroces integrales son los que más arsénico contienen.

En un trabajo estadounidense, se evaluó la dieta de 759 niños nacidos entre 2001 y 2014. El 80 % de ellos empezó a consumir arroz en su dieta el primer año de vida y el 32 % comía aperitivos a base de este cereal etiquetados como alimentos infantiles. Aquellos que sí lo comían tenían en la orina concentraciones de arsénico de 9,53 microgramos por litro, frente a los 4,97 microgramos en el caso de los niños que comían *snacks* de arroz y 2,58 de los que aún no comían este cereal.

Los autores recomiendan que se amplíen los esfuerzos para limitar la ingesta de arroz en esta etapa clave del desarrollo infantil: «No sólo están más expuestos en su dieta sino que los niños parecen ser más vulnerables al efecto carcinogénico del arsénico y tienen mayores riesgos de salud derivados de su consumo». De hecho, denuncian, algunos de los productos infantiles analizados contenían niveles de arsénico superiores al límite de 100 microgramos que la UE considera seguro para niños.

Estos niveles de arsénico no van a generar necesariamente problemas de salud de forma inmediata en los niños, sino que se va acumulando con los años, por ello hay que intentar que su presencia en la niñez sea la menor posible.

Con lo cual, parece prudente limitar el consumo de arroz y sus derivados en bebés, especialmente si es integral y si su origen no es español, ya que se han encontrado cifras menores de arsénico en el arroz cultivado en España[45]. En este caso da igual que sea de cultivo ecológico o no, porque los niveles de arsénico provienen del agua de cultivo.

Por otro lado, parece ser que los niveles de arsénico en el arroz se ven reducidos si se deja el arroz en remojo previo[46], si se lava bien el arroz hasta que el agua quede clara[47,48] y si se cuece con más cantidad de agua de la necesaria y luego se desecha ese agua[49].

Bibliografía

1. Agostoni, C.; Decsi T., Fewtrell M., Coulet O., Kolacek S., Koletzko B., *et al.* Complementary feeding: a commentary by the ESPGHAN Committee on nutrition. *J Ped Gastroenterol Nutr.* 2008; 46: 99-110.
2. Lionetti, E.; Castellaneta, S.; Francavilla, R.; Pulvirenti A, Tonutti, E.; Amarri,

S.; *et al.* Introduction of gluten, HLA estatus, and the risk of coeliac disease in children. *N Engl J Med.* 2014; 371(14): 1295-303.

3. Pinto-Sánchez MI, Verdu EF, Liu, E.; Bercik, P.; Green PH, Murray JA *et al.* Gluten introduction to infant feeding and risk of celiac disease: systematic review and meta-analysis. *J Pediatr.* 2016; 168: 132-43.e3
4. Kranz S, Mitchell DC, Siega-Riz AM, Smiciklas-Wright H. Dietary fiber intake by American preschoolers is associated with more nutrient-dense diets. *J Am Diet Assoc.* 2005; 105: 221-5.
5. Albertson AM, Reicks M, Joshi N, Gugger CK. Whole grain consumption trends and associations with body weight measures in the United States: results from the cross sectional National Health and Nutrition Examination Survey 2001–2012. *Nutr J.* 2016 22; 15:8.
6. Choumenkovitch SF, McKeown NM, Tovar A, Hyatt RR, Kraak VI, Hastings AV. Whole grain consumption is inversely associated with BMI Z-score in rural school-aged children. *Public Health Nutr.* 2013; 16(2): 212-8.
7. Kyrø C, Skeie G, Loft S, Landberg R, Christensen J, Lund E, *et al.* Intake of whole grains from different cereal and food sources and incidence of colorectal cancer in the Scandinavian HELGA cohort. 2013; 24(7): 1363-74.
8. Parker ED, Liu S, Van Horn L, Tinker LF, Shikany JM, Eaton CB, *et al.* The association of whole grain consumption with incident type 2 diabetes: the Women's Health Initiative Observational Study. Ann Epidemiol 2013; 23: 321–327.
9. Aune D, Chan DS, Lau R, Vieira R, Greenwood DC, Kampman E, *et al.* Dietary fibre, whole grains, and risk of colorectal cancer: systematic review and dose–response meta-analysis of prospective studies. BMJ. 2011; 343: d6617.
10. Ye EQ, Chacko SA, Chou EL, Kugizaki M, Liu S. Greater whole-grain intake is associated with lower risk of type 2 diabetes, cardiovascular disease, and weight gain. *J Nutr.* 2012; 142: 1304–1313.
11. Mellen PB, Walsh TF, Herrington DM. Whole grain intake and cardiovascular disease: a meta-analysis. Nutr Metab Cardiovasc Dis. 2008; 18: 283–290.
12. de Munter JS1, Hu FB, Spiegelman D, Franz M, van Dam RM. Whole grain bran and germ intake and risk of type 2 diabetes: a prospective cohort study and systematic review. PLoS Med. 2007; 4: e261.
13. Jacobs DR Jr, Marquart L, Slavin J, Kushi LH. Whole-grain intake and cancer: an expanded review and meta-analysis. *Nutr Cancer.* 1998; 30: 85–96.
14. Mann KD, Pearce MS, McKevith, B.; Thielecke, F. and Seal CJ. Low whole grain intake in the UK: results from the National Diet and Nutrition Survey rolling programme 2008–11. *Br J Nutr.* 2015 May 28; 113(10): 1643–1651.
15. Tighe P, Duthie G, Vaughan N, Brittenden J, Simpson WG, Duthie S *et al.* Effect of increased consumption of whole-grain foods on blood pressure and other cardiovascular risk markers in healthy middle-aged persons: a randomized controlled trial. *Am J Clin Nutr.* 2010; 92: 733–740.
16. Fardet A. New hypotheses for the health-protective mechanisms of whole-grain cereals: what is beyond fibre? Nutr Res Rev. 2010; 23(1) 65–134.
17. McGuire S. U.S. Department of Agriculture and U.S. Department of Health and Human Services, *Dietary Guidelines for Americans*, 2010. 7th Edition, Washington,

DC: U.S. Government Printing Office, January 2011. *Adv Nutr.* 2011; 2(3):293-4.
18. World Health Organization. *Global strategy on diet, physical activity, and health* [Internet]. Geneva; 2003 [cited 2016 Jul 16]. Available from: http://www.who.int/dietphysicalactivity/en/
19. USDA and US Department of Health and Human Services. *Dietary Guidelines for Americans* [Internet]; 2010. Washington, DC: US Government Printing Office. [cited 2016 Oct 9]. Available from: http://www.cnpp.usda.gov/DietaryGuidelines.htm
20. Whole Grains Council. *What is an ounce equivalent?* [Internet] 2013 [2016 Oct 9] Available from: http://wholegrainscouncil.org/whole-grains-101/what-is-an-ounce-equivalent
21. DTU (National Food Institute). *Report of the National Food Institute.* [Internet] 2008. [cited 2016 Jul 9] Available from: http://wholegrainscouncil.org/files/WholeGrainsinDenmark.pdf
22. World Health Organization Europe. *Food based dietary guidelines in the WHO European Region.* [Internet] 2003 [cited 2016 Jul 9] Available from: http://www.euro.who.int/__data/assets/pdf_file/0017/150083/E79832.pdf
23. NHS Choices. *Starchy foods.* [Internet] 2013 [cited 2016 Jul 09] Available from: http://www.nhs.uk/Livewell/Goodfood/Pages/starchy-foods.aspx
24. Bellisle F, Hébel P, Colin J, Reyé B, Hopkins S. Consumption of whole grains in French children, adolescents and adults. *Br J Nutr.* 2014; 112(10): 1674-84.
25. Alexy U, Zorn C, Kersting M.Whole grain in children's diet: intake, food sources and trends. *Eur J Clin Nutr.* 2010; 64(7): 745-51.
26. Devlin NF, McNulty BA, Gibney MJ, Thielecke F, Smith H, Nugent AP. Whole grain intakes in the diets of Irish children and teenagers. *Br J Nutr.* 2013; 110(2): 354-62.
27. European Food Safety Authority. Scientific opinion on the substantiation of health claims related to whole grain. *EFSA J.* 2010; 8, 1766–1782.
28. Ferruzzi MG, Jonnalagadda SS, Liu S, Marquart L, McKeown N, Reicks M. Developing a standard definition of whole-grain foods for dietary recommendations: summary report of a multidisciplinary expert roundtable discussion. *Adv Nutr.* 2014; 5(2): 164-76.
29. Vucenik, I.; Shamsuddin AM, Protection against cancer by dietary IP6 and inositol, *Nutr. Cancer.* 2006; 55, 109 –125.
30. Jenab, M.; Thompson LU, in: Reddy, N. R., Sathe, S. K.(Eds.), Food Phytates, CRC Press, Boca Raton, London, New York, Washington, DC, 2002, pp. 225–248.
31. Shamsuddin AM. Anti-cancer function of phytic acid. *Int J Food Sci Technol.* 2002; 37: 769–782.
32. Singh RP, Agarwal R. Prostate cancer and inositol hexaphosphate: Efficacy and mechanisms. *Anticancer Res.* 2005; 25: 2891–2904.
33. Jenab, M.; Thompson LU. *The influence of phytic acid in wheat bran on early biomarkers of colon carcinogenesis. Carcinogenisis 1998*; 19:1087–1092.
34. Rimbach, G., Pallauf, J., Phytic acid inhibits free radical formation in vitro but does not affect liver oxidant or antioxidant estatus in growing rats, *J. Nutr.* 1998; 128: 1950 –1955.

35. Graf, E., Eaton, J. W., Antioxidant functions of phytic acid, Free Radic. *Biol. Med.* 1990, 8, 61 –69.
36. Empson, K. L., Labuza, T. P., Graf, E., Phytic acid as a foodantioxidant, *J. Food Sci.* 1991; 56: 560 –563.
37. Lee, B. J., Hendricks, D. G., Cornforth, D. P., Antioxidative effects of carnosine and phytic acid in an model beef system, *J. Food Sci.* 1998; 63, 394 –398.
38. Stodolak, B., Starzyn'ska, A., Czyszczon, M., Zyla, K., The effect of phytic acid on oxidative stability of raw and cooked meat, *Food Chem.* 2007; 101: 1041–1045.
39. Grases, F., Isern, B., Perello, J., Costa-Bauza, A., The role of glycoproteins in calcium oxalate crystal development, *Br. J. Urol.* Int. 2004; 94, 177–181.
40. Grases, F., Ramis, M., Costa-Bauza, A., Effects of phytate and pyrophosphate on brushite and hydroxyapatite crystallization– Comparison with the action of other polyphosphates, *Urol. Res.* 2000; 28: 136–140.
41. Grases, F., García-Ferragut, L., Costa-Bauza, A., Development of calcium oxalate crystals on urothelium: Effect of free radicals, *Nephron* 1998; 78:296 –301.
42. Grases, F., Kroupa, M., Costa-Bauza, A., Studies on calcium oxalate monohydrate crystallization: Influence of inhibitors, *Urol. Res.* 1994; 22: 39–43.
43. Karagas MR, Punshon T, Sayarath V, Jackson BP, Folt CL, Cottingham KL. Association of Rice and Rice-Product Consumption With Arsenic Exposure Early in Life. *JAMA Pediatr.* 2016; 170(6): 609-16.
44. Hojsak I, Braegger C, Bronsky J, Campoy C, Colomb V, Decsi T. Arsenic in rice: a cause for concern. *J Pediatr Gastroenterol Nutr.* 2015; 60(1): 142-5.
45. Karagas MR, Punshon T, Sayarath V, Jackson BP, Folt CL, Cottingham KL. Association of Rice and Rice-Product Consumption With Arsenic Exposure Early in Life. JAMA *Pediatr.* 2016; 170(6): 609-16.
46. Hernández-Martínez, R.; Navarro-Blasco I. Survey of total mercury and arsenic content in infant cereals marketed in Spain and estimated dietary intake. *Food Control* 2013, 30 (2): 423–432.
47. Signes-Pastor AJ, Carey M, Carbonell-Barrachina AA, Moreno-Jiménez, E.; Green AJ, Meharg AA. Geographical variation in inorganic arsenic in paddy field samples and commercial rice from the Iberian Peninsula. Food Chem. 2016; 202: 356-63.
48. Signes A, Mitra, K.; Burló, F.; Carbonell-Barrachina AA. Effect of two different rice dehusking procedures on total arsenic concentration in rice. *Eur Food Res Technol*, 2008; 226, (3): 561–567.
49. Naito S, Matsumoto E, Shindoh K, Nishimura T. Effects of polishing, cooking, and storing on total arsenic and arsenic species concentrations in rice cultivated in Japan. *Food Chem.* 2015; 168: 294-301.
50. Raab A, Baskaran C, Feldmann J, Meharg A. Cooking rice in a high water to rice ratio reduces inorganic arsenic content. J Environ Monit. 2009; 11(1): 41-4.
51. Sengupta MK, Hossain MA, Mukherjee A, Ahamed S, Das B, Nayak B *et al.* Arsenic burden of cooked rice: Traditional and modern methods. *Food Chem Toxicol.* 2006; 44(11): 1823-9.

14. Carnes

Los bebés pueden comer cualquier tipo de carne desde los 6 meses de edad. Las carnes aportan hierro de buena asimilación. La duda habitual suele ser en qué forma ofrecerles la carne, para que sean capaces de masticarla bien, porque muchos bebés a esta edad todavía no tienen dientes.

La forma más sencilla para empezar es ofrecérsela en formas blanditas como por ejemplo, hamburguesas caseras (que se pueden elaborar fácilmente con cualquier tipo de carne picada), albóndigas caseras, croquetas caseras al vapor o al horno. Encontrarás ideas de recetas blanditas con carne para empezar en el apartado de recetas.

Aunque se le pueden ofrecer tiras de carne tal cual desde el principio, es probable que las chupe en lugar de comerlas. Es cierto que de los jugos de la carne puede aprovechar algunos nutrientes, pero puede no ser suficiente hierro en esta etapa de altas necesidades de este mineral. Por eso es mejor, al principio, ofrecérsela de otras formas más blanditas que sea capaz de masticar o aplastar contra el paladar y tragar.

Más adelante, a medida que el bebé va ganando habilidades a la hora de comer, se la ofreceremos de la misma forma que la consumimos nosotros como carne picada, carne cortada en pedacitos (generalmente alrededor de los 9 meses ya son capaces de hacer la pinza con el dedo y ser capaces de agarrar trozos pequeños).

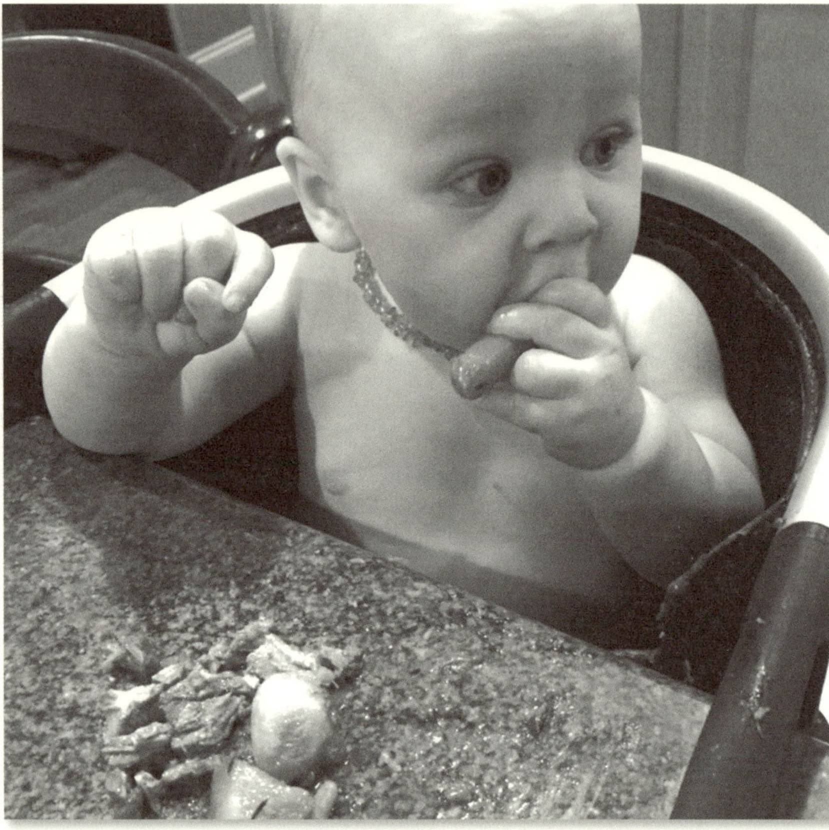

Por otro lado, se recomienda evitar el consumo de carnes de animales cazados con munición de plomo en menores de 6 años.

También hay que tener en cuenta que las raciones de carne ofrecidas han de ser pequeñas. En bebés de 6 a 12 meses no deberían ser más de 20-30 g al día (contando la comida y la cena), o la mitad si se le va a ofrecer pescado o huevos en la otra comida principal[(1)].

Es importante que la carne esté bien cocinada y no quede cruda por el medio, pero que tampoco tenga trozos tostados o quemados. Se puede preparar al vapor, guisada, cocida, al horno, a la plancha...

Los bebés deben ingerir carnes frescas. No se recomienda ofrecerles ningún tipo de embutido (ni jamón york, ni fiambre de pavo tampoco), ni ningún otro tipo de carnes procesadas como salchichas. Los bocadillos se pueden hacer de mil cosas que no sean embutidos. Y por cierto, los bocadillos tampoco son obligatorios en las meriendas de los niños, ni las salchichas en sus cenas; a ver si aguzamos un poco el ingenio y nos alejamos de lo que hace todo el mundo, para empezar a hacer las cosas bien.

El motivo por el que no se recomiendan las carnes procesadas es porque, por un lado, son alimentos con un elevado contenido en sal. Y por otro lado, porque las carnes procesadas se relacionan de forma sólida con un aumento del riesgo de cáncer colorrectal(2). Este período es un momento clave en la instauración de hábitos alimentarios futuros, por lo que intentaremos ofrecerles siempre carnes frescas no procesadas para no habituarles a este tipo de alimentos. Y por último, a pesar de que las salchichas sean blanditas, son uno de los alimentos causantes de atragantamientos mortales en niños, tal y como se desarrolla más adelante, así que otro motivo más para no ofrecérselas a los niños.

Bibliografía

1. Agència de Salut Pública de Catalunya. Generalitat de Catalunya. *Recomendaciones para la alimentación en la primera infancia (de 0 a 3 años).* [Internet] 2016 [Citado el 04 Nov 2016] Disponible en: http://salutweb.gencat.cat/web/.content/home/ambits_tematics/per_perfils/centres_educatius/menus_escolars/programa_revisio_programacions_menus_escolars_catalunya_preme/documents/arxius/alimentacion_0_3_es.pdf
2. Organización Mundial de la Salud. *Carcinogenicidad del consumo de carne roja y de la carne procesada.* [Internet] 2015 [Citado 9 Oct 2016] Disponible en: http://www.who.int/features/qa/cancer-red-meat/es/

15. Pescados y mariscos

Tal y como comentábamos en el apartado del orden de incorporación de los alimentos, los bebés pueden comer pescados, tanto blancos como azules, y mariscos desde los 6 meses, porque no hay motivo para demorar la introducción de alimentos potencialmente alergénicos. Incluso hay estudios que relacionan la inclusión de pescado antes de los 9 meses con el riesgo reducido de eccema en bebés al año de edad[(1)].

Sin embargo, hay especies de pescados azules de gran tamaño que los menores de tres años deben limitar por su elevado contenido en mercurio debido a la contaminación del mar. La Agencia Europea de Seguridad Alimentaria (EFSA) recomienda limitar en poblaciones vulnerables, como son los menores de 3, años las siguientes especies: el pez espada, el tiburón, el lucio y el atún rojo[(2)].

También se recomienda limitar en menores de 3 años el consumo de cabezas de gambas, de langostinos o de cigalas; y el cuerpo de crustáceos como el cangrejo, nécora, buey o similares… debido a su contaminación por cadmio[(3)].

No se debe ofrecer raciones de más de 30-40 g —en el total— de pescado al día hasta los 12 meses de edad, y eso teniendo en cuenta que no se haya ofrecido carne o huevos en la otra comida principal. Si no, la ración ha de ser la mitad de la recomendada para cada alimento proteico, a no ser que lo hayamos ofrecido y no se lo haya comido[(4)].

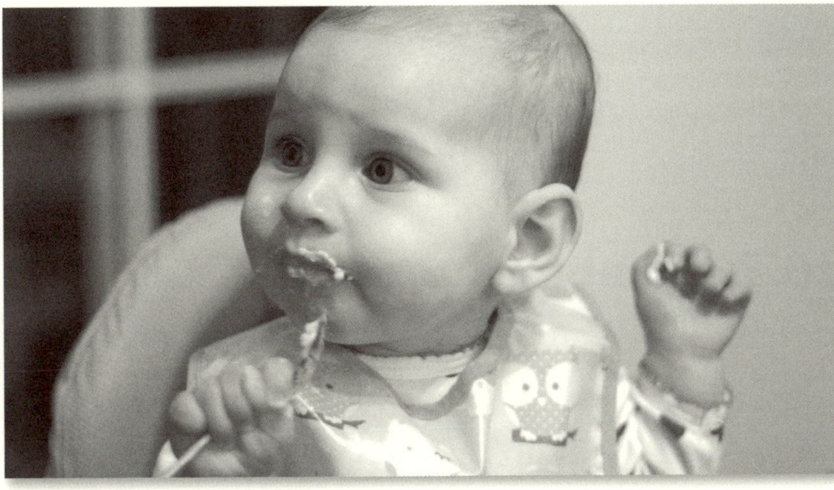

Por lo demás, pueden comer todo tipo de pescados y mariscos, evitando el consumo de pescados crudos y teniendo mucho cuidado de quitarles bien las espinas.

De hecho, los moluscos son una fuente excelente de hierro de alta biodisponibilidad. Podemos elaborar con ellos patés caseros que luego le ofreceremos a nuestro bebé untado en pan sin sal, por poner un ejemplo.

Bibliografía

1. Alm B, Aberg N, Erdes L, Möllborg P, Pettersson R, Norvenius SG. Early introduction of fish decreases the risk of eczema in infants. *Arch Dis Child.* 2009; 94(1): 11-5
2. EFSA Panel on Contaminants in the Food Chain. Scientific Opinion on the risk for public health related to the presence of mercury and methylmercury in food. *EFSA Journal.* 2012; 10: 12.
3. European Food Safety Authority (EFSA). Cadmium in food - Scientific opinion of the Panel on Contaminants in the Food Chain. *EFSA Journal.* 2009; 7: 3
4. Agència de Salut Pública de Catalunya. Generalitat de Catalunya. *Recomendaciones para la alimentación en la primera infancia (de 0 a 3 años).* [Internet] 2016 [Citado el 04 Nov 2016] Disponible en: http://salutweb.gencat.cat/web/.content/home/ambits_tematics/per_perfils/centres_educatius/menus_escolars/programa_revisio_programacions_menus_escolars_catalunya_preme/documents/arxius/alimentacion_0_3_es.pdf

16. Legumbres

Las legumbres pueden empezar a ofrecerse a partir de los seis meses, siendo importante acompañarlas siempre de algún alimento rico en vitamina C para que su hierro se absorba mejor, ya que el hierro contenido en alimentos de origen vegetal tiene baja biodisponibilidad, es decir, que se absorbe mal. Así, las acompañaremos de verduras como tomate, pimientos, brócoli... e incluiremos una fruta como postre, mejor si es rica en vitamina C.

Una manera fácil y digestiva para empezar a ofrecerles legumbres, a los bebés de seis meses, es en forma de hamburguesas o albóndigas de legumbres al vapor.

Por otro lado, en una reciente revisión sistemática y metaanálisis[(1)] se observó que la introducción temprana del cacahuete disminuía el riesgo de alergia a este alimento. Pero hay que tener una precaución, y es que los cacahuetes (al igual que ocurre con los frutos secos) no se deben ofrecer enteros, por el riesgo de aspiración en los primeros años de vida. Sin embargo, sí se pueden ofrecer de otras formas como crema de cacahuetes. Ahora bien, la crema de cacahuetes no ha de llevar azúcares ni grasas añadidas, y tampoco se debe ofrecer sola, a cucharadas[(2)], sino untada en un poquito de pan sin sal o fruta, o como ingrediente de algún alimento horneado.

¿Pueden comer soja los bebés?

Hay quien asegura que la soja ejercerá efectos hormonales en los más pequeños, como provocar el crecimiento de los pechos en los niños o que afectará a su función reproductora, inmunológica o neurocognitiva.

No obstante, la AAP señaló en el 2008[3] que «no hay evidencias concluyentes a partir de poblaciones humanas o animales, adultos o niños, de que las isoflavonas de la soja puedan afectar de forma adversa al desarrollo, a la reproducción o a la función endocrina». Se trata de algo que han confirmado estudios de calidad recientes como un metaanálisis publicado en 2014[4] donde los autores concluyeron que las fórmulas a base de soja son opciones seguras para alimentar a los niños que las necesiten y que no existen evidencias sólidas de un efecto negativo en las funciones reproductoras y endocrinas. Los patrones de crecimiento, salud ósea y funciones metabólicas, reproductivas, endocrinas e inmunes eran similares a los niños alimentados con fórmulas de leche de vaca[4].

Bibliografía

1. Ierodiakonou, D.; García-Larsen V, Logan A, Groome A, Cunha S, Chivinge J *et al.* Timing of Allergenic Food Introduction to the Infant Diet and Risk of Allergic or Autoimmune Disease: A Systematic Review and Meta-analysis. *JAMA.* 2016 Sep 20; 316(11): 1181-1192.
2. Harris CS, Baker SP, Smith GA, Harris RM. Childhood asphyxiation by food: a national analysis and overview. *JAMA.* 1984; 251(17): 2231–2235.
3. Bhatia J, Greer F; American Academy of Pediatrics Committee on Nutrition. Use of soy protein-based formulas in infant feeding. Pediatrics. 2008; 121(5): 1062-8.
4. Vandenplas Y, Castrellon PG, Rivas R, Gutiérrez CJ, García LD, Jiménez JE. Safety of soya-based infant formulas in children. *Br J Nutr.* 2014; 111(8): 1340-60.

17. Huevos

El huevo es otro de los alimentos sobre los que ha cambiado significativamente sus recomendaciones. Antiguamente el huevo no se ofrecía a los bebés hasta los 12 meses, pero actualmente se recomienda ofrecerlo al inicio de la alimentación complementaria.

Nuevos análisis llevados a cabo por las autoridades de referencia en pediatría y nutrición humana han revelado que incorporar el huevo (sin necesidad de separar la clara de la yema)[1] a partir de los seis meses es lo más recomendable para prevenir alergias alimentarias[2]. De hecho, evidencias científicas recientes apoyan esta teoría de que puede ser beneficioso introducir el huevo a una edad temprana.

Un ensayo clínico publicado en el año 2016 no encontró evidencias de que la ingesta regular de huevo a los 4-6 meses alterara sustancialmente el riesgo de alergia en bebés de un año que ya tenían riesgo hereditario de padecer alergia y que no tenían síntomas de eccema al inicio del estudio[3].

En otro estudio publicado en el año 2010 realizado en 2.589 lactantes, se comparó la introducción de huevo a los cuatro, seis, diez, doce y más de doce meses, demostrando que cuanto más tardía era la introducción, mayor resultaba el riesgo de desarrollar alergia[4].

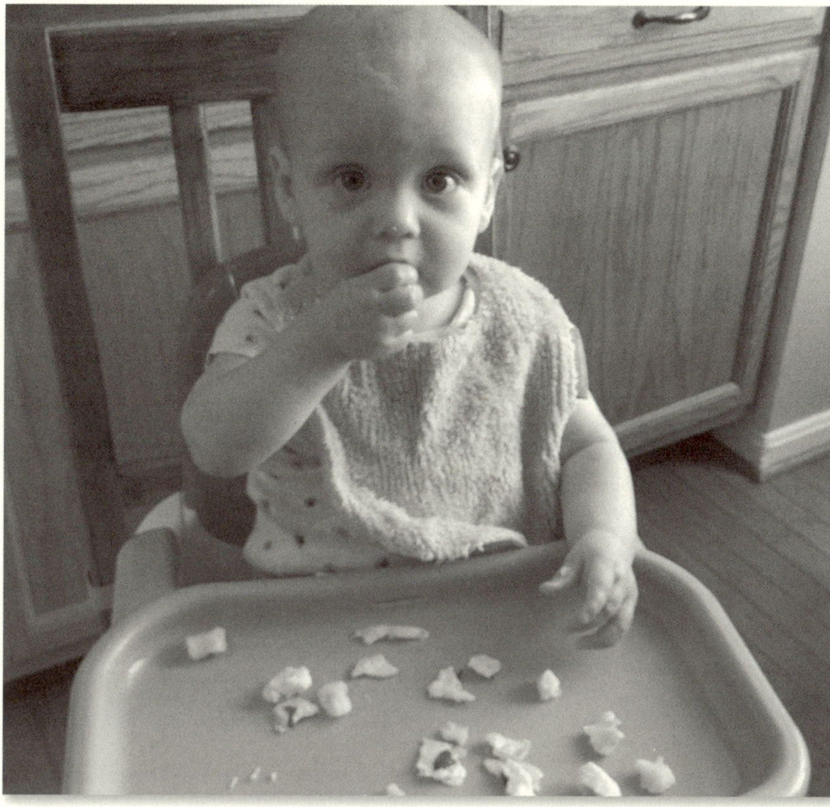

Y en una completa revisión sistemática y metaanálisis publicada en el año 2016 se muestra que una introducción temprana del huevo en la dieta del bebé está asociada con un menor riesgo de desarrollar alergia(5).

Así que, una vez más, no sólo no hay pruebas de que demorar la introducción de alimentos potencialmente alergénicos sea beneficioso, sino que en el caso de algunos alimentos, como el huevo o el cacahuete sería perjudicial demorarlos, y parece que lo más conveniente es introducirlos cuanto antes.

Por otro lado, si eres de los que todavía piensan que no es bueno tomar huevos porque son perjudiciales para el colesterol o para la salud cardiovascular, debes saber que ese mito ya está desterrado hace tiempo y que ya hace años que se sabe que el consumo de huevos no se relaciona con un aumento del riesgo cardiovascular[6,7], por lo que es completamente saludable incluirlos dentro de una dieta variada.

La ración de huevos a ofrecer, ha de ser de no más de uno pequeño en el total del día, a no ser que se haya ofrecido media ración de otro alimento proteico en la otra comida principal y se lo haya comido, en cuyo caso se le ofrecerá sólo medio huevo pequeño hasta los 12 meses[8].

Bibliografía

1. Romero-Velarde E., Villalpando-Carrión, S.; Pérez-Lizaur AB, Iracheta-Gerez ML, Alonso-Riverae CG, López-Navarretef GE. Guidelines for complementary feeding in healthy infants. *Boletín Médico del Hospital Infantil de México.* In Press. Available online 23 September 2016. http://www.sciencedirect.com/science/article/pii/S1665114616301022
2. Fleischer DM, Spergel JM, Assa'ad AH, Pongracic JA. Primary Prevention of Allergic Disease Through Nutritional Interventions. *J Allergy Clin Immunol Pract.* 2013; 1(1): 29-36.
3. Palmer DJ, Sullivan TR, Gold MS, Prescott SL, Makrides M. Randomized controlled trial of early regular egg intake to prevent egg allergy. *J Allergy Clin Immunol.* 2016 Aug 20. pii: S0091-6749(16)30793-X. doi: 10.1016/j.jaci.2016.06.052. [Epub ahead of print]
4. J. Koplin, N.J. Osborne, M. Wake, P.E. Martin, L.C. Gurrin, M.N. Robinson, *et al.* Can early introduction of egg prevent egg allergy in infants? A population-based study. *J Allergy Clin Immunol.*2010; 126: 807–813.
5. Ierodiakonou D, García-Larsen V, Logan A, Groome A, Cunha S, Chivinge J *et al.* Timing of Allergenic Food Introduction to the Infant Diet and Risk of Allergic or Autoimmune Disease: A Systematic Review and Meta-analysis. *JAMA.* 2016 Sep 20; 316(11): 1181-1192.
6. Alexander DD, Miller PE, Vargas AJ, Weed DL, Cohen SS. Meta-analysis of Egg Consumption and Risk of Coronary Heart Disease and Stroke. *J Am Coll Nutr.* 2016 Oct 6: 1-13. [Epub ahead of print].
7. Rong Y, Chen L, Zhu T, Song Y, Yu M, Shan Z *et al.* Egg consumption and risk of coronary heart disease and stroke: dose-response meta-analysis of prospective cohort studie. *BMJ.* 2013; 346: e8539.s
8. Agència de Salut Pública de Catalunya. Generalitat de Catalunya. *Recomendaciones para la alimentación en la primera infancia (de 0 a 3 años).* [Internet] 2016 [Citado el 04 Nov 2016] Disponible en: http://salutweb.gencat.cat/web/.content/home/ambits_tematics/per_perfils/centres_educatius/menus_escolars/programa_revisio_programacions_menus_escolars_catalunya_preme/documents/arxius/alimentacion_0_3_es.pdf

18. Leche y derivados

Aunque a partir de los seis meses es seguro que los bebés tomen pequeñas cantidades de leche y derivados, sigue siendo mejor utilizar la leche materna en primer lugar, seguida de la leche de fórmula y en último lugar la leche de vaca, que nunca se debe ofrecer como leche principal antes de los 12 meses(1).

En cuanto a los yogures, queso fresco…, el consejo es el mismo: con moderación. Si el bebé continúa con lactancia materna a demanda, no es necesario que ingiera ningún lácteo más y no sólo no es necesario, sino que es mejor que otros lácteos no desplacen a la lactancia materna.

La razón es que son alimentos ricos en proteínas y si juntamos el huevo, la carne, el pescado y los lácteos el bebé estará tomando muchas más proteínas de las que necesita(2). Y en los tres primeros casos, el aporte de hierro es una buena razón para ofrecerlos, pero los lácteos son alimentos muy bajos en hierro. Hay que elegir, y no debiendo darle tantos alimentos ricos en proteínas juntos, vale más ofrecerle los que sean ricos en hierro. Además, el exceso de proteína láctea se ha asociado con mayores cifras de grasa corporal en niños(2,3).

Por ofrecerle un poco de yogur natural sin azúcar de vez en cuando o utilizar leche para hacer una bechamel para unas croquetas o utilizar un chorrito de leche para la elaboración de unas tortitas, no pasa nada, pero mejor no hacerlo a menudo. Las proteínas ya están en los alimentos ricos en hierro y para darle un derivado de la leche de vaca sin modificar, mejor le damos leche materna o, en su defecto, leche artificial, más adaptada al bebé[4].

Lo ideal es no empezar con la leche de vaca sin adaptar antes de los 12 meses y por entonces (en el caso de que por cualquier motivo se haya abandonado la lactancia materna) que sean lácteos enteros. Sino, se debe continuar con la lactancia materna a demanda como mínimo hasta los dos años o hasta que madre e hijo deseen[5].

No hay que comprar ningún yogur especial para bebés o niños, ya que la gran mayoría lleva azúcares añadidos. Podemos hacer nuestros propios yogures, si no le ofreceremos el yogur natural sin azúcar clásico, repitiendo que no son necesarios antes del año, ya que las necesidades de calcio se cubren con la leche materna y esta es mejor fuente de hierro que los derivados lácteos. Si le ofrecemos queso, que sea sin sal.

Por otro lado, si por algún motivo el bebé toma lactancia artificial durante la alimentación complementaria, sigue siendo prioritario el uso de la leche de fórmula, antes que los yogures, quesos u otros derivados lácteos, ya que la leche de fórmula está suplementada con hierro y otros lácteos no, y en esta etapa las necesidades de hierro son muy elevadas.

Bibliografía

1. Agostoni, T. Decsi, M. Fewtrell ,O. Goulet, S. Kolacek, B. Koletzko. ESPGHAN Committee on Nutrition. Complementary feeding: a commentary by the ESPGHAN Committee on Nutrition. *J Pediatr Gastroenterol Nutr.* 2208; 46: 99-110
2. Hörnell A, Lagström H, Lande B, Thorsdottir I. Protein intake from 0 to 18 years of age and its relation to health: a systematic literature review for the 5th Nordic Nutrition Recommendations. *Food Nutr Res.* 2013 May 23; 57.
3. Pearce J, Langley-Evans SC. The types of food introduced during complementary feeding and risk of childhood obesity: a systematic review. *Int J Obes* (Lond). 2013; 37(4): 477-85.
4. Fleischer DM, Spergel JM, Assa'ad AH, Pongracic JA. Primary Prevention of Allergic Disease Through Nutritional Interventions. *J Allergy Clin Immunol Pract.* 2013; 1(1): 29-36.
5. World Health Organization. *The Optimal Duration of Exclusive Breastfeeding: Report of an Expert Consultation*; World Health Organization: Geneva, Switzerland, 2001.

19. Frutos secos y semillas

Los frutos secos y semillas son alimentos con un perfil nutricional muy interesante, muy saludables si se consumen al natural o tostados, evitando los fritos y salados, ricos en grasas que ayudan a la salud cardiovascular.

El problema es que a pesar de su excelente aporte nutricional, no se deben consumir nunca enteros durante los primeros años de vida, ya que constituyen uno de los primeros alimentos causantes de atragantamientos mortales en niños[(1)].

Para poder aprovechar todo su valor nutricional, se pueden ofrecer de otras formas como la harina de almendras, como ingrediente de alimentos horneados, crema de avellanas, anacardos o almendras (100 % frutos secos), etc. Pero al igual que ocurre con la crema de cacahuete, estas cremas no deben ofrecerse solas a cucharadas, sino untadas o formando parte de otras elaboraciones por riesgo de atragantamiento, ya que tienen una textura que puede hacer que se forme un tapón en el esófago[(2)].

Con respecto a las semillas, las de tamaño pequeño como las de chía, lino, sésamo, amapola… no son consideradas alimentos de riesgo de atragantamiento, pero las grandes como las de calabaza (o más grandes) no se deben ofrecer tal cual a bebés porque sí constituyen un riesgo de atragantamiento[(3)].

Bibliografía

1. Committee on Injury, Committee on injury, violence, and poison prevention. Prevention of choking among children, *Pediatrics*. 2010; 125 (3): 601–607.
2. Nichols BG, Visotcky A, Aberger M, Braun NM, Pediatric exposure to choking hazards is associated with parental knowledge of choking hazards. *Int J Pediatr Otorhinolaryngol*. 2012; 76(2):169-73.
3. Fantupo LJ, Heath AM, Williams SM, Erickson Williams LW, Morison BJ, Fleming EA *et al.* A baby-led approach to eating solids and risk of choking. *Pediatrics*. 2016 Sep 19. pii: e20160772 [Epub ahead of print].

20. Otros alimentos

—**Alimentos de origen animal crudos o poco hechos:** El pescado, los huevos o los cárnicos crudos pueden generar toxiinfecciones graves en bebés, por lo que están del todo desaconsejados. Por ello, es importante comprobar que estos alimentos estén bien cocinados por el medio antes de ofrecérselos a los bebés.

—**Algas**. Pueden contener altísimas cantidades de yodo, algo que puede ser perjudicial para la salud infantil[1]. Aunque, en general, las algas presentan un notable contenido de determinados nutrientes, también contienen cantidades excesivas de este mineral, por lo que están desaconsejadas.

—**Agua:** El agua se empieza a ofrecer a la vez que los alimentos complementarios y, como todo lo demás, se toma a demanda.

No hay que forzar al niño a que se la beba, si no quiere porque muchos alimentos ya llevan agua, principalmente la leche materna.

Le ofreceremos el agua en vaso. Podemos empezar por vasos de aprendizaje con asas, evitando los que llevan tetinas. Se pueden encontrar vasos para empezar que ayudan a que el niño no derrame el agua por encima. Más adelante pasaremos directamente a los vasos normales.

Bibliografía

1. Zimmermann MB, Ito, Y.; Hess SY, Fujieda, K.; Molinari L. High thyroid volume in children with excess dietary iodine intakes. *Am J Clin Nutr.* 2005; 81(4): 840-4.

Bloque III. Baby-Led Weaning sin riesgos

21. ¿No se atragantará?

El miedo a que el bebé se atragante es el más común entre padres y algunos profesionales sanitarios, especialmente por parte de aquellos que no lo han practicado ni nunca han visto practicarlo[1]. ¿Hay razones objetivas para tener más miedo en este aspecto con los bebés que practican BLW que con los que son alimentados con cuchara de purés?

Para empezar, es importante que distingamos bien lo que son las arcadas de lo que es una verdadera situación de asfixia o de ahogamiento:

Los lactantes a veces echan fuera leche (incluso los bebés amamantados) y cuando se les empieza a ofrecer alimentos sólidos, a veces expulsan los alimentos sólidos también.

La arcada es un acto reflejo que automáticamente cierra la garganta y empuja con la lengua el alimento a la parte frontal de la boca. Es un reflejo que tenemos similar al de estornudar y toser. El bebé podría tener muchas arcadas cuando se introducen alimentos sólidos por primera vez hasta que aprenda: a regular la cantidad de comida que puede gestionar, a masticar y tragar al mismo tiempo. Y cuando sea mayor, tendrá arcadas cuando saboree alimentos que no le gustan. Como el reflejo de arcada se encuentra en una parte de la lengua del niño anterior que en la de

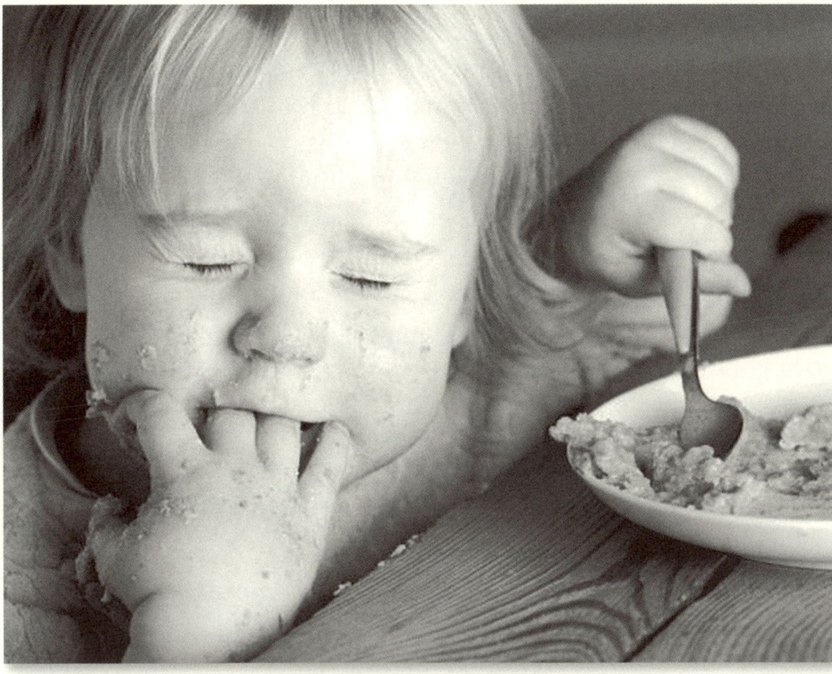

un adulto, tienen más arcadas, pero a medida que crece, el reflejo se mueve hacia atrás. Si el bebé tiene una arcada, es temporal y el bebé normalmente lo resuelve rápidamente(2).

Las arcadas no son síntoma de atragantamiento, sino que es la forma que tiene el bebé de mover un trozo grande de comida de la boca hacia adelante para volver a aplastarlo y poder tragarlo. Se puede producir un pequeño enrojecimiento de la cara y la boca se abre de forma involuntaria. En el momento parece peor de lo que es y puede causar desasosiego durante un pequeño período de tiempo (sería algo así como la sensación de meterte los dedos hasta el fondo de la boca). No debemos ponernos nerviosos y debemos contar hasta diez. Jamás debemos meter el dedo en la boca del bebé ya que podríamos empujar el alimento hacia atrás y así producir un atragantamiento real. Tampoco debemos pegarle en la espalda, porque podemos mover el alimento y acabar produciendo un atragantamiento de verdad. Si el bebé tose con fuerza, puede respirar, hablar, llorar o emitir sonidos normales no está ahogándose.

Sin embargo, el ahogamiento o asfixia se produce cuando algún alimento u objeto bloquea las vías respiratorias impidiendo respirar con normalidad. Cuando la tráquea está parcialmente bloqueada, el bebé instintivamente empezará a toser para intentar desbloquearla, y con este gesto habitualmente se soluciona el problema. Pero el problema viene cuando la tráquea está obstruida de forma total (aunque es algo bastante infrecuente), de manera que el alimento impide totalmente el paso del aire, el enrojecimiento de la cara aumenta hasta tornarse azul y el bebé puede abrir la boca para tratar de respirar, pero no hará ningún ruido en absoluto. Es una reacción que se produce en silencio, y este es uno de los signos más reveladores de la asfixia.

Los signos de peligro de asfixia real causada por un objeto o alimento son los siguientes:

- Incapacidad para llorar o hacer mucho ruido
- Tos débil e improductiva
- Sonidos suaves o chillones al inhalar
- Dificultad para respirar: las costillas y el pecho se retraen
- Color azulado de la piel
- Pérdida del conocimiento si la obstrucción no se alivia

Una vez aclaradas las diferencias entre el reflejo de arcada y la asfixia (esta última es la que puede producir problemas), volvemos al tema que nos ocupa: ¿Tienen los bebés que siguen BLW más riesgo de asfixiarse con alimentos que los que utilizan los métodos tradicionales?

Aunque *a priori* muchos puedan pensar que sí, y es el miedo más habitual a la hora de plantearse este enfoque, hay indicios que hacen pensar justo lo contrario: si son los propios bebés los que controlan lo que comen pueden tener menor riesgo de atragantarse que si es un adulto el que le da la comida en la boca o que si el bebé empieza a comer alimentos sólidos cuando sea más mayor. Esto puede explicarse por varios motivos:

- Si es el bebé el que come por sí mismo, se coloca el alimento al principio de la boca, y así lo puede gestionar como quiera, masticándolo o aplastándolo contra el paladar con la lengua o si es un trozo muy grande echándolo fuera. Si un adulto le da de comer en la boca con cuchara, el contenido de esta es vaciado en la parte posterior de la boca, que es justo el lugar donde se desencadena el reflejo de arcada, impidiendo que el bebé lo pueda gestionar.

- Es el niño el que decide a qué velocidad comer. Cuando el bebé es alimentado en la boca, es su cuidador el que decide la velocidad a la que le ofrece la comida, que es habitualmente una velocidad muy superior a la que elegiría el bebé por cuestiones de conveniencia de sus cuidadores, ya que aún tienen que comer después de darle de comer al bebé, y con los ritmos de vida actuales ya se sabe… Al darle de comer más rápido de lo que el bebé elegiría, muchas veces no han tragado una cucharada y ya se le está ofreciendo la siguiente, lo que aumenta el riesgo de que se atragante.

- El tipo de alimentos susceptibles de ahogar al bebé bloqueando sus vías aéreas tienen una determinada forma que los bebés no son capaces de agarrar por sí solos con sus deditos hasta aproximadamente los nueves meses, que es cuando aprenden a hacer la pinza con los dedos índice y pulgar. De esta forma, el tipo de alimentos que es capaz de llevarse a la boca durante los primeros meses de BLW, no son alimentos de alto riesgo. Esto le sirve de entrenamiento para que cuando sea capaz de coger este tipo de alimentos, ya tenga la habilidad de masticar y tragar más desarrollada.

- En algún momento hay que ofrecerle los alimentos sin triturar a los bebés. Los bebés a los que se ha alimentado con purés también llegan el día en el que se les ofrece los alimentos en su estado original, y si desarrollan sus habilidades de masticación y deglución de forma temprana les resulta mucho más fácil que aprenderlas de forma tardía con más de nueve meses[3,4] Y los bebés justamente desarrollan la habilidad de masticar y tragar más o menos a la vez que aprenden a llevarse comida a la boca[5]. Muchos niños mayores de un año, alimentados con purés, cuando se les intenta introducir comida sin triturar, tienen más arcadas o se atragantan más que los bebés más pequeños, ya que están acostumbrados a ingerir los alimentos siempre con la misma textura y reaccionan con arcadas ante una textura nueva. Tampoco han desarrollado la habilidad de masticar, sino que están acostumbrados a que la comida que se les mete en la boca se ha de tragar directamente, lo que puede aumentar el riesgo de atragantamiento cuando se le ofrecen alimentos sin triturar.

En un pequeño estudio reciente 6 padres de 20 que aplicaron BLW con sus hijos declaraban haber tenido al menos un episodio de atragantamiento durante el proceso de aprendizaje. Sin embargo, todos los padres que relataban que sus hijos se habían atragantado alguna vez, también decían que el bebé, de forma independiente, se había encargado de gestionar ese atragantamiento expulsando de su boca el alimento mediante la tos, y no tuvieron que intervenir con primeros auxilios. Los padres que recordaban cuál había sido el alimento responsable del atragantamiento declararon que había sido manzana cruda[6].

En otro estudio también se preguntó a un grupo de madres acerca de sus experiencias con los atragantamientos siguiendo el método BLW y descubrieron que las madres que antes de empezar con el método tenían miedo de que sus hijos se atragantasen, al llevar un tiempo siguiendo este sistema se habían vuelto menos nerviosas, al ser más capaces de distinguir entre las arcadas[7] y la asfixia; y al comprobar por sí mismas que sus bebés se lo sabían gestionar ellos solitos sin necesidad de intervenir como parte del aprendizaje.

En el único ensayo clínico realizado hasta la fecha, y publicado recientemente, para comparar si se atragantan más los bebés que aplican BLW (siendo asesorados) en comparación con los que siguen los enfoques tradicionales, no se encontraron diferencias en ambos grupos, concluyendo que el BLW con asesoramiento profesional no aumenta el riesgo de atragantamiento y que es una práctica segura[2]. Por otro lado, también confirma que los bebés que aplican BLW tienen menos reflejo de arcada a los 8 meses que los que son alimentados con purés[2].

El atragantamiento es una situación muy común entre todos los bebés que siguen cualquier tipo de alimentación (purés, líquidos o sólidos) y puede persistir a lo largo de la infancia[8].

El hecho de iniciar la alimentación sin triturados de forma tardía (empezando por introducir purés antes) no garantiza que el bebé se vaya a atragantar menos, más bien al contrario, al no haber sido acostumbrado desde el principio y no saber gestionar diferentes texturas[3,4]. Por lo que el miedo de que el bebé se atragante se tendrá también si se le ofrece la comida sin triturar con más edad, y ese momento tendrá que llegar algún día.

El lugar de la boca del bebé en el que se desencadena el reflejo de arcada se va desplazando hacia atrás durante el primer año de vida, así que generalmente los niños pueden comer comida con las manos atragantándose muy poco o nada sobre los 8-9 meses[9]. Esta ha sido argumentada como una de las ventajas del enfoque BLW, en el que el niño aprende a comer comida con las manos al mismo tiempo que el reflejo de arcada echa fuera trozos grandes de comida de forma muy efectiva a la parte frontal de la boca, permitiendo que sólo la comida bien masticada alcance la parte trasera de la boca para tragar[10,11].

Dicho todo esto y aunque parezca obvio, es importante aclarar que no toda la comida que se pueda coger con las manos será apropiada para que los bebés se alimenten solos. De hecho, los padres deben recibir consejo sobre cuáles son las medidas de seguridad apropiadas a seguir y qué alimentos deben evitar ofrecer, pautas que también tienen que tener en cuenta los niños que siguen los métodos convencionales.

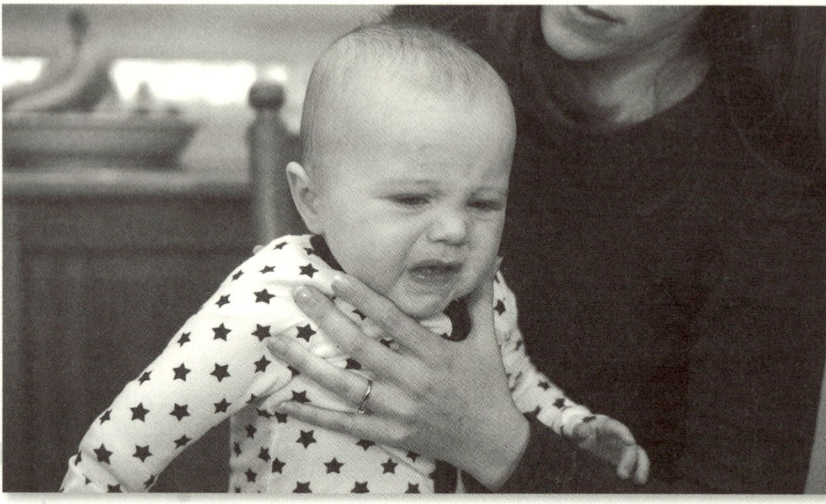

Normas de seguridad

 Es esencial que el niño esté sentado derecho. Inclinar al bebé o tumbarlo para alimentarlo con sólidos es peligroso. Un bebé que manipula comida siempre debe estar sentado en posición erguida. De este modo, facilitamos que la comida que todavía no es capaz de tragar, o que no desea tragar, caiga fuera de su boca.

 Niveles altos de actividad mientras un niño está comiendo aumentan el riesgo de atragantamiento, como gatear, andar o correr, hablar, reír, y comer muy rápido(12).

 Nadie debe meterle comida en la boca al bebé, hay que dejar que sea él mismo el que se la lleve a la boca.

 El bebé ha de comer sin distracciones (sin mirar a la vez la televisión o dispositivos electrónicos, sin que se le estén haciendo carantoñas...). El atragantamiento es más probable cuando se intenta distraer al niño mientras come(13).

 Siempre ha de estar un adulto presente cuando esté comiendo. De hecho, este es uno de los pilares del BLW, compartir las comidas en familia. Nunca se debe dejar al niño solo comiendo.

Alimentos que no se deben ofrecer al bebé:

- Frutos secos enteros, semillas grandes como las de calabaza[2], ni cacahuetes, especialmente en menores de 3 años[2,14]. En muchos estudios estos alimentos son los principales causantes de atragantamientos en bebés y niños pequeños[15-20]. Estos alimentos sí los pueden comer triturados (tahini, crema cacahuete, harina de almendras…) como ingrediente de algún alimento casero (hummus, panes…), pero no así de forma aislada.
- Caramelos y golosinas, además de por cuestiones nutricionales, en muchos estudios fueron destacados como el alimento que más episodios de atragantamiento producían (27,3 %)[2,20]. Son alimentos frecuentemente consumidos de un solo bocado, lo que puede superar las capacidades de masticar y tragar del niño, derivando en la aspiración de fragmentos del alimento[20]. La AAP recomienda no ofrecer caramelos y golosinas a los niños menores de 5 años[20].
- Alimentos pequeños con forma esférica o redondeada como garbanzos, cerezas, frutos del bosque[18], aceitunas, tomatitos cherry o uvas, enteros[2]. Se deben ofrecer sin hueso y cortados en trozos o triturados formando parte de otros alimentos, por ejemplo unas hamburguesas de garbanzos. En algunos estudios los alimentos con esta forma eran los principales causantes de asfixia en menores de tres años[2,22,23].
- Perritos calientes o salchichas, además de por cuestiones nutricionales, es una de las comidas más comúnmente asociadas con atragantamientos mortales entre niños. Las salchichas o perritos calientes son de forma cilíndrica, tienen un tamaño similar al diámetro de las vías aéreas del niño, y son compresibles, lo que permite que se pueda bloquear el tracto aerodigestivo superior por completo pudiendo causar la muerte por asfixia[22,24].

- Alimentos de consistencia dura como la manzana cruda, la zanahoria cruda o las palomitas de maíz (que pueden contener el grano). La manzana se puede ofrecer rallada o ligeramente asada o cocida. La zanahoria se puede ofrecer cocinada hasta que quede blandita[12].
- Mantequilla de cacahuete o de otros frutos secos sola, ya que estas cremas pueden pegarse a las vías aéreas y formar un tapón que es difícil de desplazar o extraer[12]. Se podría utilizar como ingrediente de otro alimento casero, por ejemplo un bizcocho casero sin azúcares que lleve como ingrediente la mantequilla de cacahuete. Tampoco se le debe ofrecer a los niños nubes de azúcar y chicles, ya que también son alimentos que cumplen las mismas características físicas de los alimentos que pueden obstruir las vías aéreas[2,12].
- Hay estudios que también alertan del peligro del consumo de gelatinas en niños como alimento con alto riesgo de aspiración[25].
- Alimentos con rebozados duros[2].
- Todos los tipos de maíz (en grano o en mazorca) son considerados alimentos de riesgo, a menos que se sirvan en puré.
- Aperitivos de maíz (nachos)[2].
- Patatas fritas de bolsa[2].
- Frutas deshidratadas. Las frutas deshidratadas servidas solas (por ejemplo, uvas pasas) probablemente aumentan más el riesgo de atragantamiento que si la fruta deshidratada forma parte de otro alimento (por ejemplo, una magdalena que contiene fruta deshidratada). Sin embargo, la fruta deshidratada, aun formando parte de otras elaboraciones son considerados alimentos de riesgo porque pueden mantener su forma, tamaño y dureza durante el cocinado. La fruta deshidratada que ha sido rehidratada hasta tener un tamaño grande y una consistencia blanda (por ejemplo, unas uvas pasas sultanas en un guiso a fuego lento) no son considerados alimentos de riesgo[2].

- Biscotes o crackers duros. No se disuelven en la boca fácilmente y pueden romperse en trozos duros en la boca, por eso son considerados alimentos de riesgo[2].
- Carne cortada en cubos grandes, carne con piel y pequeños trozos de carne muy dura son considerados alimentos e riesgo[2].
- Los guisantes servidos en puré o machacados no suponen un riesgo de atragantamiento, pero los guisantes enteros pueden suponer un riesgo de atragantamiento incluso si se sirven en una cocción larga porque se pueden aspirar enteros[2].
- Piña cruda[2].
- Vegetales crudos. Todos los vegetales crudos generan cierto riesgo de atragantamiento, dependiendo de su dureza, salvo que hayan sido cocinados hasta quedar blandos[2].
- Palitos de pan tostado («picos»). Son considerados alimentos de riesgo por su potencial de romperse en pequeños trozos duros que no se disuelven fácilmente en la boca[2].

Por otro lado, los bebés también se pueden atragantar con alimentos líquidos. Como anécdota, citar que hay estudios que encontraron, que en los menores de 4 años, el tercer alimento con el que se producían más episodios de atragantamientos no mortales era con la leche de fórmula o leche materna (10,8 %)[21]. Y en el último ensayo clínico sobre el BLW, de los 3 casos de atragantamientos serios, dos se habían producido por la ingesta de leche[2]. Con ello quiero decir que no por darle triturados, vamos a evitar el riesgo de atragantamiento con comida, y si no se los damos, aprenderán a gestionar mejor los diferentes alimentos y texturas.

Y que no sólo hay que tener cuidado con la comida, ya que la asfixia en bebés es habitualmente causada por objetos pequeños que se han llevado a la boca y tenemos por casa como una moneda, globos, pilas, un trozo de un juguete o cualquier objeto pequeño de uso cotidiano.

Qué hacer ante un caso de asfixia: Primeros auxilios[26]

Estos pasos no se deben llevar a cabo si el bebé está tosiendo con fuerza o presenta llanto fuerte, ya que cualquiera de las dos acciones puede desalojar el objeto espontáneamente.

- Poner al bebé boca abajo, a lo largo del antebrazo, usando el muslo o el regazo para apoyarse y sosteniendo el pecho del bebé con la mano y la mandíbula con los dedos de la mano. La cabeza del bebé debe quedar apuntando hacia abajo, a un nivel más bajo que su cuerpo.

- Dar hasta 5 golpes fuertes y rápidos entre los omóplatos del bebé, utilizando el talón de la mano que ha quedado libre.

Si el objeto o alimento no ha sido expulsado tras 5 golpes:

- **1.** Colocar al bebé boca arriba y sostenerle la cabeza, utilizando el muslo o el regazo para apoyarse.
- **2.** Colocar dos dedos de la mano en la mitad del esternón del bebé justo por debajo de los pezones.
- **3.** Dar hasta 5 compresiones hacia abajo, hundiendo el pecho entre un tercio y la mitad de su profundidad.
- **4.** Continuar con la serie de 5 golpes en la espalda y 5 compresiones en el pecho hasta que el objeto sea desalojado o el bebé pierda el conocimiento.

Si el bebé pierde el conocimiento:

Si el bebé no responde, deja de respirar o se torna de color azul se debe:

- Gritar pidiendo ayuda.
- Brindar al bebé reanimación cardiopulmonar y llamar

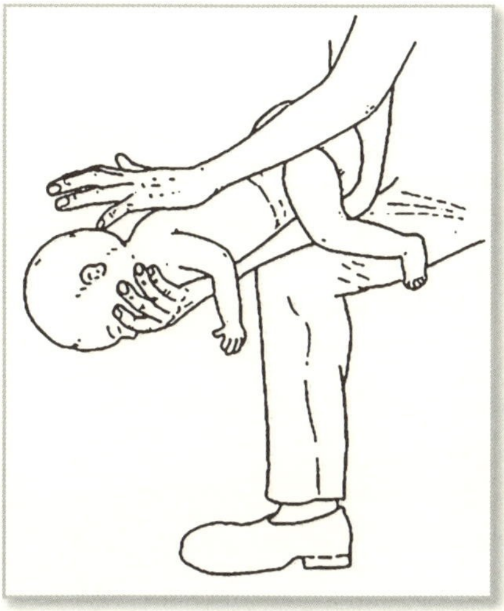

Golpes en la espalda del lactante [de (26)]

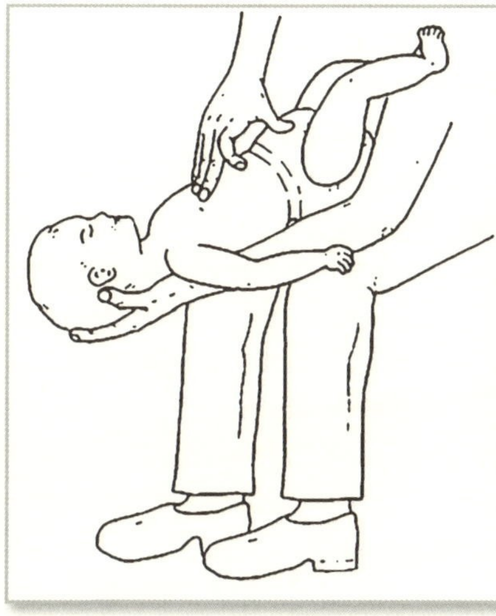

Compresiones torácicas en el lactante [de (26)]

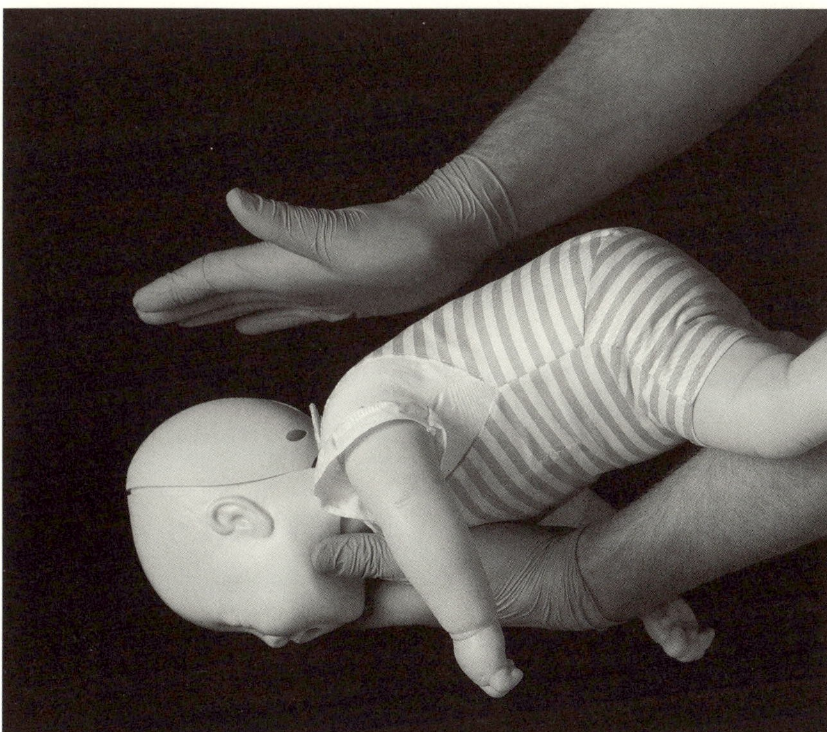

a los servicios de emergencias después de un minuto de administrar reanimación cardiopulmonar.

 Tratar de desalojar el objeto que obstruye la vía respiratoria únicamente si la persona lo puede ver.

 No se debe interferir en el proceso si el bebé está tosiendo con fuerza, presenta llanto fuerte o está respirando adecuadamente. Sin embargo, se debe estar listo para actuar si los síntomas empeoran.

 No se debe tratar de agarrar el objeto si el bebé está consciente.

 No se debe llevar a cabo estos pasos si el bebé deja de respirar por otras razones, como asma, infección, inflamación o un golpe en la cabeza.

Bibliografía

1. Cameron SL, Heath AL, Taylor RW. Healthcare professionals' and mothers' knowledge of, attitudes to and experiences with, Baby-Led Weaning: a content analysis study. *BMJ Open*. 2012; 26: 2(6).
2. Fangupo LJ, Heath AM, Williams SH, Erickson Williams LW, Morison BJ, Fleming EA *et al.* A baby-led approach to eatig solids and risk of choking. *Pediatrics*. 2016 Sep 19. Pii: e20160772 [Epub ahead of print]
3. Northstone, K.; Emmett, P.; Nethersole, F. The effect of age of introduction to lumpy solids on foods eaten and reported feeding difficulties at 6 and 15 months. *J Hum Nutr Diet* 2001; 14: 43-54.
4. Coulthard, H.; Emmett, P. Delayed introduction of lumpy foods to children during the complementary feeding period affects child's food acceptance and feeding at 7 years of age. *Matern Child Nutr*, 2009; 5: 75-85.
5. Pridham, KF. Feeding behavior of 6-to 12-month-old infants: Assessment and sources of parental information. *J Pediatr*. 1990; 117: S174-S180.
6. Brown A, Lee M. An exploration of experiences of mothers following a baby-led weaning style: Developmental readiness for complementary foods. *Matern Child Nutr*. 2011; 9(2): 233-43.
7. Poulton, S.; Sexton D. Feeding young children: Developmentally appropriate considerations for supplementing family care. *Child Educ* 1995; 72: 66-71.
8. Arvedson, J. Brodsky L. Pediatric Swallowing and Feeding: Assessment and Management, 2nd ed. Singular Publishing Group: New York, NY, USA, 2002.
9. Carruth BR, Skinner JD. Feeding behaviours and other motor development in healthy children (2-24 months). *J Am Coll Nutr* 2002; 21: 88-96.

10. Rapley, G.; Murkett, T. *Baby-Led Weaning: Helping Your Baby Love Good Food*; Vermilion: London, Uk, 2008.
11. Rapley, G. Baby-led-weaning: Transitioning to solid foods at the baby's own pace. *Community Pract.* 2011; 84: 20-23.
12. Harris CS, Baker SP, Smith GA, Harris RM. Childhood asphyxiation by food: a national analysis and overview. *JAMA.* 1984; 251(17): 2231–2235.
13. Byard,R.W.;Gallard,V.;Johnson,A.;Bonython-Wright,B.;Bonython-Wright,D. Safe feeding practices for infants and young children. *J Paediatr Child Health* 1996, 32, 327-329.
14. Sih, T.; Bunnag, C.; Ballali, S.; *et al.* Nuts and seed: a natural yet dangerous foreign body. *Int J Pediatr Otorhinolaryngol.* 2012; 76 (Suppl 1): S49–S52.
15. Brkić, F.; Umihanić Š. Tracheobronchial foreign bodies in children: experience at ORL clinic Tuzla, 1954-2004. *Int J Pediatr Otorhinolaryngol.* 2007; 71: 909–915.
16. Group SSW. The Susy Safe project overview after the first four years of activity. *Int J Pediatr Otorhinolaryngol.* 2012; 76 (Suppl 1): S3–S11.
17. Oncel, M.; Sunam GS, Ceran S. Tracheobronchial aspiration of foreign bodies and rigid bronchoscopy in children. *Pediatr Int.* 2012; 54: 532–535.
18. Göktas, O.; Snidero, S.; Jahnke, V.; *et al.* Foreign body aspiration in children: field report of a German hospital. *Pediatr Int.* 2010; 52: 100–103.
19. Foltran, F.; Ballali, S.; Passali FM, *et al.* Foreign bodies in the airways: a meta-analysis of published papers. *Int J Pediatr Otorhinolaryngol.* 2012; 76: S12–S19.
20. Tander, B.; Kirdar, B.; Aritürk, E.; *et al.* Why nut? The aspiration of hazelnuts has become a public health problem among small children in the central and eastern Black Sea regions of Turkey. *Pediatr Surg Int.* 2004; 20: 502–504.
21. https://www.ncbi.nlm.nih.gov/pubmed/?term=Chapin%20MM%5BAuthor%5D&cauthor=true&cauthor_uid=23897916" \h, Rochette LM, Annest JL, Haileyesus T *et al.* Nonfatal choking on food among children 14 years or younger in the United States, 2001-2009. Pediatrics. 2013 Aug; 132(2): 275-81.
22. Esclamado RM, Richardson MA. Laryngotracheal foreign bodies in children. A comparison with bronchial foreign bodies. *Am. J. Dis. Child.*1987; 141 (3): 259–262.
23. D. Gregori, L. Salerni, C. Scarinzi, B. Morra, P. Berchialla, S. Snidero, *et al.* Foreign bodies in the upper airways causing complications and requiring hospitalization in children aged 0–14 years: results from the ESFBI study. Eur. Arch. *Otorhinolaryngol.* 2008; 265 (8): 971–978.
24. Committee on Injury, Committee on injury, violence, and poison prevention. Prevention of choking among children, *Pediatrics.* 2010; 125 (3): 601–607.
25. R. al-Hilou, Inhalation of foreign bodies by children: review of experience with 74 cases from Dubai, *J. Laryngol. Otol.* 1991; 105 (6) 466–470.
26. Korta, J. Sardón O. *Cuerpos extraños en las vías respiratorias* [Internet] Asociación Española de Pediatría. [citado 10 Oct 2016] Disponible en: https://www.aeped.es/sites/default/files/documentos/cuerpo_ext_via_aerea.pdf

22. ¿Le faltará hierro?

Una deficiencia de hierro (ferropenia) se puede producir por varios motivos[1]:

- Ingesta insuficiente de hierro
- Necesidades elevadas en determinadas etapas de la vida
- Pérdida excesiva de este mineral

En los lactantes, las elevadas necesidades de hierro debidas a la etapa de rápido crecimiento, sumadas a una baja ingesta de hierro de alta biodisponibilidad, hacen que constituyan un grupo de riesgo de carencia de este mineral[2].

El diagnóstico y, en consecuencia, el cálculo de la prevalencia de la deficiencia de hierro y de la anemia ferropénica no siempre resulta fácil. Esto se debe a la falta de sensibilidad y especificidad de los exámenes de laboratorio; y a una relativa arbitrariedad en los criterios para fijar los límites de normalidad de los indicadores del estado nutricional de hierro.

En España, se estima que el 12,6 % de los niños de 7 a 12 meses ingieren menos hierro del recomendado para su edad, una cifra bastante menor que en otros países europeos.

En el año 2002, en un estudio realizado en España en lactantes sanos de 12 meses se encontró una prevalencia de ferropenia del 9,6 % y de anemia del 4,3 %[3]. La ferropenia estaba asociada a prácticas dietéticas de riesgo: niños en riesgo de exclusión social, bebés que utilizaban leche de vaca como bebida principal durante el primer año de vida, los que usaban leche de fórmula no enriquecida con hierro o los que prolongaban la lactancia materna sin otros alimentos más allá de los 6 meses[4]. Es decir, que siguiendo unas prácticas dietéticas mínimas, la prevalencia de deficiencia de hierro podría ser muy baja.

El recién nacido sano cuenta con depósitos de hierro suficientes para cubrir sus necesidades durante los primeros 6 meses de vida, aproximadamente. Durante el segundo semestre de vida, las necesidades de hierro aumentan de forma muy importante. De hecho, si tenemos en cuenta las necesidades de hierro por cada kilogramo de peso, son necesidades mayores que en cualquier otra etapa de la vida[5]. ¿En qué otra etapa de la vida eres capaz de crecer 25 cm en un año? ¡Ni siquiera en la adolescencia se produce una etapa de crecimiento tan rápido!

En niños de 6 a 12 meses las necesidades de hierro se estipulan en 11 mg/día, y en los de 1 a 3 años en 7 mg/día[6-8]. Sin embargo, el hecho de que haya muchos más niños con ingestas de hierro por debajo de las recomendaciones, que los que finalmente manifiestan ferropenia, ha dado lugar a cuestionarse si se han sobreestimado las necesidades de hierro en niños en estas edades[4].

Optimizar el aporte de hierro a través de la alimentación es una estrategia eficaz para lograr una cobertura adecuada de hierro. Sin embargo, hay algunas circunstancias que suponen un cierto riesgo para el desarrollo de déficit de hierro.

Circunstancias que aumentan el riesgo de ferropenia[9-12]

- Lactantes hijos de madres diabéticas
- Bebés prematuros
- Bebés de bajo peso para la edad gestacional
- Embarazos múltiples
- Niveles muy bajos de hierro de la madre durante el embarazo
- Preclampsia

- Ligadura precoz del cordón umbilical
- Hemorragia úteroplacentaria
- Hemorragia neonatal
- Extracciones sanguíneas múltiples

Y en bebés a partir de los 6 meses:

- Tardar más de seis meses en introducir alimentos distintos de la leche materna
- Introducir de forma tardía los alimentos ricos en hierro hemo
- Niños con sobrepeso
- Introducir leche de vaca antes del año

En estos grupos de riesgo, según la AEP se debe valorar la realización de criba a los 6-12 meses de edad, y en función de los parámetros analíticos, valorar la necesidad de tratamiento farmacológico. Pero no se aconseja la suplementación de hierro generalizada a toda la población pediátrica en los primeros años de vida[13], ya que los efectos adversos de la suplementación con hierro y los efectos sobre el desarrollo y crecimiento son inciertos[14] y se han descrito casos de intoxicación en procesos de excesiva ingesta de hierro en forma de suplemento en niños.

La OMS recomienda suplementar con hierro sólo a los bebés de 6 a 23 meses que viven en países con una prevalencia de anemia superior al 40 %[15], que no es el caso de España, donde la prevalencia de anemia en niños en edad preescolar es considerado un problema leve según la OMS[16].

En resumen, la carencia nutricional de hierro no es un trastorno infrecuente a los 12 meses de edad. Sin embargo, sabemos que se produce en grupos de población que siguen ciertas prácticas alimentarias de riesgo, que son fácilmente identificables desde los centros de atención primaria en las revisiones de edad y, por lo tanto, que se podrían evitar con un buen asesoramiento dietético[3]. Por lo tanto, no sería necesario realizar un cribado analítico respecto al estado nutricional de hierro ni prescribir suplementos farmacológicos de hierro generalizados, sino exclusivamente en aquellos casos que presentan factores de riesgo conocidos de carencia de hierro (prematuridad, bajo peso al nacer...) y/o transgresiones dietéticas importantes[3].

Factores que afectan a la absorción de hierro

Estatus de hierro en el organismo

La deficiencia de hierro conduce a un aumento en la absorción de este mineral de hasta 3-4 veces[17]. Y por el contrario, cuando los depósitos corporales están saturados, sólo una pequeña cantidad de hierro alimentario se absorbe a nivel intestinal.

En estas edades, la ingesta dietética de hierro *per se* es un importante regulador de la absorción y tiene un efecto directo. Muchos estudios han mostrado que la absorción de hierro está inversamente relacionada con las reservas de hierro, es decir, que cuantas menos reservas tengamos, más hierro absorberemos y viceversa. Es un mecanismo regulador de reservas[18]. Estas observaciones se apoyan en la teoría de que el regulador dietético de la absorción de hierro no está desarrollado en los niños de 6 meses, y se desarrolla entre los 6 y 9 meses de edad. Estos cambios mejoran la habilidad de los bebés de adaptarse a unas ingestas bajas en hierro en el segundo semestre de vida[19].

Factores alimentarios

En los alimentos, el hierro se puede presentar de dos formas[20]:

—**Hierro hemo o hemínico.** Se caracteriza por presentar una muy buena absorción, aproximadamente del 25 %.

Las proteínas animales aumentan su absorción y el calcio la inhibe, aunque nunca de manera acusada.

Está presente en alimentos de origen animal como carnes, rojas y blancas, vísceras, pescados y mariscos.

—**Hierro no hemo o no hemínico.** Representa el 90 % del hierro ingerido. Su absorción es bastante mala *per se*, ya que sólo se absorbe del 1 al 5 %.

Este tipo de hierro se encuentra en los alimentos de origen vegetal como las legumbres, frutos secos, cereales y verduras, especialmente las de hoja verde. La yema de huevo, aunque es un alimento de origen animal, también contiene hierro de tipo no hemo[21,22].

En su absorción interviene una serie de factores que hacen que aumente o disminuya su absorción[23,24]:

Sustancias que favorecen la absorción del hierro no hemo

- Hierro en forma hemo (carnes rojas y blancas, pescados, mariscos, vísceras)
- Vitamina C (frutas, pimientos, brécol, coliflor, col lombarda...)
- Fructosa (frutas, tomate, cebolla...)
- Ácidos orgánicos como el ácido cítrico (naranja, mandarina, limón, pomelo...)

Sustancias que inhiben la absorción del hierro no hemo[25-28]

- Fitatos e inositol-fosfatos (cereales integrales, frutos secos, cacao, legumbres...)
- Taninos y fenoles fijadores de hierro (cacao, café, té, espinacas, uvas pasas, granada...)
- Fosfatos (lácteos...)
- Calcio (lácteos...)
- Fibra (verduras, frutas, legumbres, frutos secos, semillas...)
- Oxalatos (acelgas, espinacas, lechuga, borrajas, remolacha...)

La biodisponibilidad del hierro en los alimentos es un factor clave que influye en una posible deficiencia de hierro. De hecho, es precisamente la alta biodisponibilidad del hierro de la leche materna, lo que explicaría que los lactantes alimentados del pecho durante los primeros 6 meses apenas presenten deficiencia de hierro. Aunque la leche materna sería insuficiente para mantener los depósitos de hierro más allá de ese tiempo.

Los cereales suelen ser el primer alimento introducido en la dieta tras la leche materna en los niños que siguen las pautas de alimentación complementaria tradicionales. Aunque la mayoría de estos cereales solubles están fortificados con hierro, existen dudas acerca de que sean una adecuada fuente dietética de este mineral.

Por un lado, la biodisponibilidad del hierro es diferente según el cereal empleado y con frecuencia se trata de mezclas de diferentes cereales cuya biodisponibilidad natural apenas se conoce. Y por otro lado, la biodisponibilidad de las diferentes sales de hierro empleadas para enriquecer los cereales infantiles es distinta.

El hecho de que los bebés que aplican BLW no utilicen cereales solubles enriquecidos hace que algunos profesionales que no conocen en profundidad este enfoque cuestionen si obtendrán suficiente cantidad de hierro. La realidad es que pueden conseguir más hierro o de mejor biodisponibilidad que los bebés que siguen los métodos convencionales, siguiendo unas directrices adecuadas.

Los bebés que aplican BLW en lugar de tener que seguir el patrón rígido convencional de desayunar y cenar leche con cereales solubles fortificados, pueden cenar alimentos ricos en hierro hemo, de mejor biodisponibilidad, como por ejemplo, cenar carne o pescado. O desayunar con cereales (ricos en hierro no hemo) junto con alimentos ricos en vitamina C y ácido cítrico que mejoran su absorción, por ejemplo: pan sin sal con tomate y naranja; o bien, pueden separar una hora la toma de pecho con las comidas, para que el calcio no disminuya la absorción del hierro no hemo.

Así que en este sentido, el BLW bien aplicado puede ser útil en la prevención de la ferropenia. Tan sólo se necesita orientar a las familias si su deseo es aplicar BLW. El mayor peligro no es seguir el enfoque BLW o el convencional, sino el de no tener asesoramiento de profesionales sanitarios sobre cómo debe ser una alimentación complementaria adecuada y que los padres se tengan que informar por su cuenta, con el consiguiente riesgo de cometer errores importantes si la fuente de información no es fiable.

Para evitar los efectos negativos de la deficiencia de hierro (tanto en bebés que apliquen BLW como en los que no) se requiere un abordaje preventivo, que se debe iniciar antes del nacimiento y debe continuar durante el período de lactancia y la primera infancia[29].

Recomendaciones para la prevención de la ferropenia

1. Aunque no todos los estudios acerca de la relación entre el estado del hierro materno y el que presenta el niño cuando nace han llegado a la misma conclusión, es una opinión generalizada que los recién nacidos de madres con deficiencia de hierro durante el embarazo pueden tener el hierro bajo en los meses posteriores[(29)]. Así que el primer paso para prevenir la ferropenia en bebés, sería mantener un adecuado estatus de hierro durante el embarazo.

2. También es importante evitar que se corte de forma precoz el cordón umbilical al nacimiento, y esperar 2-3 minutos para hacerlo. De esta forma, se permite que pase un 30 % más de sangre desde la placenta hacia el recién nacido, sin ser perjudicial para el bebé. Este simple hecho tiene mucha influencia sobre el estado de los depósitos de hierro del bebé en los meses posteriores, disminuyendo el riesgo de anemia[(29,30)]. Así que es importante recalcar en el hospital la voluntad de no cortar el cordón umbilical hasta pasados unos minutos del nacimiento del bebé (aunque hoy en día cada vez son más los centros hospitalarios donde se hace, todavía hay algunos en los que no).

3. Con respecto a la lactancia, aunque la concentración de hierro en la leche materna es relativamente baja (la media es de 0,35 mg/l)[(31)], su absorción (entre el 50 y el 70 %) y utilización, por parte del organismo del bebé, son óptimas. Los lactantes retienen más hierro de la leche materna que de la leche de vaca o de las fórmulas para lactantes. Aun así, la capacidad de la leche materna para cubrir adecuadamente las necesidades de hierro del lactante se ve limitada a medida que este crece, lo que coincide con la adquisición progresiva de las habilidades necesarias para ingerir otro tipo de alimentos, que no debe retrasarse más allá de las 26 semanas de vida[(13)].

El hierro contenido en la leche materna no aumenta aunque aumente la ingesta de hierro de la madre. Bajo condiciones óptimas de estatus de hierro materno, peso al nacer, edad gestacional, el corte del cordón umbilical y si se practica lactancia materna exclusiva, los bebés deberían tener unas reservas de hierro adecuadas para sus primeros 6-8 meses de vida[29].

4. No se recomienda la administración de leche de vaca como bebida principal antes de cumplir el primer año, ya que no constituye una fuente importante de hierro y el poco hierro que tiene se absorbe muy mal[32]. Además, la leche de vaca es rica en calcio y caseína, ambos conocidos por ser inhibidores de la absorción del hierro[33].

5. Los alimentos ricos en hierro hemo (carne, vísceras, pescado, marisco) deben introducirse de forma precoz en el lactante[34]. Es decir, que se incorporarán a partir de los 6 meses, ya que además de aportar hierro de buena biodisponibilidad favorecen la absorción del hierro no hemo[21,35] y contrarrestan los efectos inhibitorios del ácido fítico[36,37]. Su consumo es eficaz en la prevención de la disminución de los depósitos de hierro en el segundo año de vida[38]. Otros estudios muestran que la introducción tardía de carnes ricas en hierro es un factor predictivo de la deficiencia de hierro en niños menores de un año[39,40].

6. En las comidas que contienen alimentos ricos en hierro no hemo, se deben incorporar frutas y hortalizas u otras fuentes de vitamina C que mejoren su absorción.

7. No se deben consumir alimentos ricos en calcio en las comidas principales, ya que el calcio impide la correcta absorción del hierro.

8. La OMS recomienda durante el período de diversificación alimentaria, tomar como mínimo una ración de carne, ave o pescado al día o tan a menudo como sea posible[41]. De forma similar, la AAP recomienda la ingesta de dos raciones diarias de alimentos que constituyan fuentes óptimas de hierro[42].

9. Reservar los alimentos que contengan inhibidores de la absorción del hierro para las comidas con menor contenido en hierro, como por ejemplo, el desayuno o la merienda.

10. Durante la fermentación del pan, el ácido fítico es hidrolizado por enzimas, que ya no inhiben la absorción de hierro no hemo[43]. También pueden utilizarse tácticas como remojar las legumbres y

tirar el agua de remojo antes de cocinar, para que los fitatos solubles en agua difundan en el agua de remojo[44]. La sustitución parcial de legumbres por sus germinados es también recomendable, porque hay una actividad aumentada de las enzimas fitasas durante la germinación, y así se reduce el contenido de ácido fítico de las legumbres. Sin embargo, el incremento en la absorción de hierro que se consigue a través de estas técnicas caseras de reducción del ácido fítico aún no ha sido medido en estudios *in vivo*.

Contenido medio aproximado de hierro de algunos alimentos[45]

FUENTES DE HIERRO HEMO

(mg de Fe por 100 g de porción comestible del alimento):

Almejas, chirlas, berberechos	24 mg
Hígado de cerdo	13 mg
Hígado de pollo	7,9 mg
Mejillones y codorniz	7,7 mg
Caballo	7 mg
Sangre de cerdo	6,6 mg
Solomillo de buey	5 mg
Hígado de ternera	5 mg
Chuleta de cordero	3,2 mg
Lengua de ternera	3 mg
Sardinas, solomillo o costillas de ternera	2,6-2,8mg
Vieiras	2,4 mg
Muslo de pavo, pato y langostinos	2 mg
Lomo de cerdo, pierna de cordero	1,8 mg
Calamar y similares	1, 7 mg
Chuleta de ternera	1, 6 mg
Pollo, conejo	1, 5 mg
Solomillo de cerdo	1, 3 mg
Paleta de cordero o cerdo	1,1-1,2 mg
Chuleta de cerdo	0,8 mg
Pescado azul	1-1,3 mg
Pescado blanco	0,7-1,1 mg

FUENTES DE HIERRO NO HEMO

(mg de hierro por cada 100 g de porción comestible del alimento)[45]:

Soja seca	9,7
Gérmen de trigo	8,5
Perejil	7,7
Garbanzo seco	6,8
Harina de almendras	6,3
Lentejas, judías blancas, judías pintas	6,2
Gofio de trigo	5,73
Haba seca	5,5
Harina de castaña	5,1
Crema de cacahuetes	4,9
Avena	4,72
Maíz	4,3
Harina de avena	3,8
Harina de trigo integral	3,5
Grelos y nabizas	3,1
Crema de anacardos	2,8
Harina de centeno	2,7
Harina de maíz	2,4
Huevo	2,2
Guisantes hervidos	1,5
Brócoli	1,4
Judía verde hervida	1,2
Harina de trigo	1,1
Espagueti integral hervido	1,06

Es importante destacar que en estas tablas se compara la cantidad de hierro por cada 100 g de alimento y que muchos de ellos se utilizan en raciones tan pequeñas que no se comerán ni 10 g, como por ejemplo el perejil o el germen de trigo, por lo que al final no aportarán a la alimentación tanto hierro como parece, aunque pueden ser una ayuda más.

Buenas fuentes de vitamina C que incrementan la absorción del hierro[45]:

- Frutas: fresa y fresón, grosellas, guayaba, kiwi, lima, limón, mandarina, mango, melocotón, melón, naranja, papaya, pomelo.
- Verduras y hortalizas: brócoli, coles de Bruselas, col lombarda, col rizada, repollo, coliflor, colinabo, perejil, pimiento, tomate.

Bibliografía

1. Moy RJ. Prevalence, consequences and prevention of childhood nutritional iron deficiency: a child public health perspective. *Clin Lab Haematol.*, 28 (2006), pp. 291-298.
2. Beard JL. Why iron deficiency is important in infant development. *J Nutr.* 2008; 138: 2534-2536.
3. Durá, T.; Díaz L. Prevalencia de la deficiencia de hierro en lactantes sanos de 12 meses de edad. *An Esp Pediatr.* 2002; 57: 209-214.
4. Eussen S, Alles M, Uijterschout L, Brus F. van der Horst-Graat J. Iron Intake and Estatus of Children Aged 6-36 Months in Europe: A Systematic Review. *Ann Nutr Metab.* 2015; 66(2-3): 80-92.
5. Aggett PJ, Agostoni C, Axelsson I, Bresson JL, Goulet O, Hernell O *et al.* Iron metabolism and requirements in early childhood: do we know enough?: a commentary by the ESPGHAN Committee on Nutrition. *J Pediatr Gastroenterol Nutr.* 2002; 34(4): 337-45.
6. Baker RD, Greer FR; Committee on Nutrition American Academy of Pediatrics. Diagnosis and prevention of iron deficiency and iron-deficiency anemia in infants and young children (0-3years of age). *Pediatrics.* 2010; 126(5): 1040-50.
7. World Health Organization. *Human vitamin and mineral requirements. Report of a Joint FAO/WHO Expert Consultation.* Rome: FAO; 2002; 195-222.
8. National Academy of Sciences. Institute of Medicine. Food and Nutrition Board. *Dietary reference intakes for vitamin a, vitamin k, arsenic, boron, chromium, copper, iodine, iron, manganese, molybdenum, nickel, silicon, vanadium, and zinc.* Washington, DC: National Academies Press; 2001.
9. Monteagudo, E.; Montesinos B. Lorente F. Deficiencia de hierro en la infancia (II). Etiología, diagnóstico, prevención y tratamiento. *Acta Pediatr Esp.* 2010; 68: 305-311.
10. Sánchez FJ, Grupo Prev Infad. Prevención y detección de la ferropenia. *Rev Pediatr Aten Primaria.* 2004; 6:463-467.
11. Brotanek JM. Gosz, M.; Weitzman G. Iron deficiency in early childhood in the United States: risk factors and racial/ethnic disparities. *Pediatrics.* 2007; 120: 568-575T.

12. Aggett, C.; Agostoni, I.; Axelsson JL, Bresson, O.; Goulet O. Hernell. Iron metabolism and requirements in early childhood: do we know enough?: a commentary by the ESPGHAN Committee on Nutrition. *J Pediatr Gastroenterol Nutr.* 2002; 34: 337-345.
13. Moráis López A, Dalmau Serra J, Comité de Nutrición de la AEP. Importancia de la ferropenia en el niño pequeño: repercusiones y prevención. An Pediatr (Barc). 2011; 74(6): 415.e1-415.e10.
14. Pasricha SR, Hayes E, Kalumba K, Biggs BA. Effect of daily iron supplementation on health in children aged 4-23 months: a systematic review and meta-analysis of randomised controlled trials. *Lancet Glob Health.* 2013; 1(2): e77-86.
15. World Health Organization. *Guideline: Daily Iron Supplementation in Infants and Children.* Geneva; 2016.
16. World Health Organization. *Worldwide prevalence of anaemia 1993–2005.* WHO Global Database on Anaemia. [Cited 2016 Sept 18] Available from: http://apps.who.int/iris/bitstream/10665/43894/1/9789241596657_eng.pdf
17. Monteagudo, E.; Montesinos B. Lorente F. Deficiencia de hierro en la infancia (I). Concepto, prevalencia y fisiología del metabolismo férrico. *Acta Pediatr Esp.* 2010; 68(5): 245-251.
18. Finch C. Regulators of iron balance in humans. *Blood* 1994; 84: 1697–702.
19. Domellöf M, Lönnerdal B, Abrams SA, Hernell O. Iron absorption in breast-fed infants: effects of age, iron estatus, iron supplements, and complementary foods. *Am J Clin Nutr.* 2002; 76(1): 198-204.
20. Gibson RS. *Principles of Nutritional Assessment.* 2nd ed. Oxford University Press; New York, USA: 2005.
21. Cook JD, Monsen ER. Food iron absorption in human subjects. III. Comparison of the effect of animal proteins on nonheme iron absorption. *Am J Clin Nutr.* 1976; 29(8): 859-67.
22. Hurrell RF, Lynch SR, Trinidad TP, Dassenko SA, Cook JD. Iron absorption in humans as influenced by bovine milk proteins. *Am J Clin Nutr.* 1989; 49(3): 546-52.
23. Sachdev H, Gera T, Nestel P. Effect of iron supplementation on mental and motor development in children: systematic review of randomised controlled trials. *Public Health Nutr.* 2005; 8(2): 117-32
24. Comité Nacional de Hematología. Anemia ferropénica. Guía de diagnóstico y tratamiento. *Arch Argent Pediatr.* 2009; 107: 353-36.
25. Hurrell RF, Juillerat MA, Reddy MB, Lynch SR, Dassenko SA, Cook JD. Soy protein, phytate, and iron absorption in humans. *Am J Clin Nutr.* 1992; 56(3): 573-8.
26. Lönnerdal B, Cederblad A, Davidsson L, Sandström B. The effect of individual components of soy formula and cows' milk formula on zinc bioavailability. *Am J Clin Nutr.* 1984; 40(5): 1064-70.
27. Cook JD, Morck TA, Lynch SR. The inhibitory effect of soy products on nonheme iron absorption in man. *Am J Clin Nutr.* 1981; 34(12): 2622-9.
28. Hallberg L, Brune M, Erlandsson M, Sandberg AS, Rossander-Hultén L. Effect of different amounts on nonheme- and heme-iron absorption in humans. *Am. J. Clin. Nutr.* 1991; 53: 112–119.
29. Chaparro CM. Setting the stage for child health and development: prevention of iron deficiency in early infancy. *J Nutr.* 2008; 138(12): 2529-33.

30. McDonald SJ, Middleton P. Effect of timing of umbilical cord clamping of term infants on maternal and neonatal outcomes. *Cochrane Database Syst Rev.* 2008; (2): CD004074.
31. Lönnerdal B, Keen CL, Hurley LS. Iron, copper, zinc, and manganese in milk. *Annu Rev Nutr.* 1981; 1: 149-74.
32. C. Agostoni T. Decsi M. Fewtrell O. Goulet S. Kolacek B. Koletzko. ESPGHAN Committee on Nutrition. Complementary feeding: a commentary by the ESPGHAN Committee on Nutrition. *J Pediatr Gastroenterol Nutr.*2008; 46:99-110.
33. Ziegler EE: Consumption of cow's milk as a cause of iron deficiency in infants and toddlers. *Nutr Rev* 2011; 69 (suppl 1): S37-S42.
34. Word Health Organization. *Iron deficiency anaemia. Assessment, prevention and control: A guide for programme managers.* WHO/NHD/01.3. Geneva: World Health Organization; 2001.
35. Björn-Rasmussen E, Hallberg L. Effect of animal proteins on the absorption of food iron in man. *Nutr. Metab.* 1979;23:192–202
36. Navas-Carretero S, Pérez-Granados AM, Sarriá B, Carbajal A, Pedrosa MM, Roe MA *et al.* Oily fish increases iron bioavailability of a phytate rich meal in young iron deficient women. *J Am Coll Nutr.* 2008; 27(1): 96-101.
37. Baech SB, Hansen M, Bukhave K, Jensen M, Sørensen SS, Kristensen L *et al.* Nonheme-iron absorption from a phytate-rich meal is increased by the addition of small amounts of pork meat. *Am J Clin Nutr.* 2003; 77(1): 173-9.
38. Szymlek-Gay EA, Ferguson EL, Heath AL, Gray AR, Gibson RS. Food-based strategies improve iron estatus in toddlers: a randomized controlled trial12. *Am J Clin Nutr.* 2009; 90(6): 1541-51.
39. Sultan AN, Zuberi RW: Late weaning: the most significant risk factor in the development of iron deficiency anaemia at 1-2 years of age. *J Ayub Med Coll* Abbottabad 2003; 15: 3-7.
41. Requejo AM, Navia, B.; Ortega RM, Lopez-Sobaler AM, Quintas, E.; Gaspar MJ, *et al.*: The age at which meat is first included in the diet affects the incidence of iron deficiency and ferropenic anaemia in a group of pre-school children from Madrid. *Int J Vitam Nutr Res* 1999; 69:127-131.
42. PAHO/WHO. *Guiding principles for complementary feeding of the breastfed child.* Washington DC: World Health Organization; 2003. 38 p.
43. Dee DL, Sharma AJ, Cogswell ME, Grummer-Strawn LM, Fein SB, Scanlon KS. Sources of supplemental iron among breastfed infants during the first year of life. *Pediatrics.* 2008 Oct; 122 Suppl 2: S98-104.
44. Sandberg A-S, Brune, M.; Carlsson N-G, Hallberg, L.; Skoglund, E.; Rossander-Hulthen L. Inositol phosphates with different numbers of phosphate groups influence iron absorption in humans. *Am J Clin Nutr* 1999; 70: 240–6.
45. Gibson RS, Perlas LA, Hotz CImproving the bioavailability of nutrients in plant foods at the household level. *Proc Nutr Soc* 2006; 65: 160–8.
46. Mataix J. *Tabla de composición de alimentos. 4.ª ed. Instituto de nutrición y tecnología de alimentos.* Universidad de Granada; 2003.

23. ¿Comerá azúcar de más?

En las últimas directrices sobre la ingesta de azúcares para adultos y niños de la OMS, que se volverán a revisar en el año 2020, se recomienda reducir el consumo de azúcares libres a lo largo del ciclo de vida. Tanto para los adultos como para los niños, el consumo de azúcares libres se debería reducir a menos del 10 % de la ingesta calórica total. Y añaden que una reducción por debajo del 5 % de la ingesta calórica total produciría beneficios adicionales para la salud[1].

¿Y cuánto supone esto en la dieta de un niño? Considerando una dieta estándar de 2.000 kcal para un adulto, el 10 % lo aportarían 50 g de azúcares añadidos, por lo que el 5 % serían 25 g al día. Estos cálculos están basados en una dieta media para un adulto. Sin embargo, los bebés o niños pequeños ingieren la mitad o menos de estas calorías, lo que se dividiría la cantidad de azúcares añadidos máxima recomendada a menos de 25 g en el caso del 10 % y menos de 12 g en el caso del 5 %.

Estas recomendaciones se basan en los efectos documentados para la salud que produce la ingesta de azúcares libres. Estos azúcares incluyen los monosacáridos y los disacáridos añadidos a los alimentos por los fabricantes, cocineros o por los consumidores, así como los azúcares presentes de forma natural en la miel, los jarabes, los zumos de fruta y los concentrados de zumo de fruta.

Hay que diferenciar los azúcares libres de los azúcares naturalmente presentes en los alimentos como las frutas y verduras consumidas enteras frescas. Como no hay pruebas de que el consumo de azúcares naturalmente presentes en los alimentos tenga efectos adversos para la salud, estas recomendaciones no se aplican al consumo de estos azúcares, sino sólo para los azúcares añadidos.

Recientemente una de las sociedades científicas más influyentes del mundo, la American Heart Association (AHA) ha publicado su clara opinión al respecto de la relación entre el consumo de azúcares y el riesgo de enfermedades cardiovasculares en niños y dice lo siguiente[(2)]: «La evidencia científica respalda las asociaciones entre azúcares añadidos y un incremento de la ingesta calórica, adiposidad central y dislipemia, todos ellos factores de riesgo cardiovascular. Es relevante señalar que la introducción de azúcares añadidos durante la infancia es particularmente dañina y por ello debe evitarse. [...] Se han hecho pocos estudios para establecer el límite entre los efectos perjudiciales y beneficiosos», es decir que no se conoce actualmente un consumo mínimo seguro de azúcares añadidos. «En ausencia de estudios dosis-respuesta, y extrapolando los resultados de estudios observacionales, se recomienda que niños y adolescentes consuman un máximo de 25 g de azúcares añadidos al día; y debido a que hay un mínimo espacio para las calorías vacías (sin nutrientes) en la dieta de los niños pequeños, se recomienda evitar los azúcares añadidos en los menores de 2 años».

Es decir, que no se recomienda añadir ningún tipo de azúcar en la dieta de los niños menores de 2 años, ya que además de sus efectos perjudiciales para la salud, son fuente de calorías vacías que quitan el apetito, desplazando la ingesta de alimentos saludables que aporten nutrientes de interés. A partir de los 2 años, se recomienda que los niños lo consuman en la mínima cantidad posible y, en todo caso, un máximo de 25 g al día.

La AHA viene a decirnos que introducir en la dieta habitual de nuestros pequeños bebidas azucaradas, galletas, cereales de desayuno, bollería, zumos, chocolate, batidos lácteos, flanes, natillas... entre otros, incrementa el riesgo de que sufran caries, obesidad, enfermedades cardiovasculares, hipertensión, diabetes y cáncer. Y además, se les acostumbra a los sabores dulces en el período en el que se adquieren las preferencias alimentarias, sabores que seguirán demandando cuando sean mayores, lo que es difícil de revertir después. ¿Cómo vamos a desacostumbrarlos del sabor dulce después de muchos años comiendo así? No es que sea imposible, pero es muy difícil. Es mucho más fácil si nunca se han acostumbrado a estos sabores, sino al sabor original de los alimentos sin endulzar.

A estas directrices se suma la de la ESPGHAN que añade la recomendación de evitar el consumo frecuente de zumos u otras bebidas azucaradas en biberones, desalentando el hábito de que el niño duerma con un biberón[3].

¿Qué alimentos no debe tomar un niño menor de dos años por contener azúcares añadidos? He aquí algunos ejemplos:

- Galletas de cualquier tipo (ni las que se comercializan como «mi primera galleta»)
- Cacao en polvo azucarado (de la marca que sea). ¿Sabías que este producto es prácticamente solo azúcar manchado con un poquito de cacao y no al revés?
- El 99 % de cereales de desayuno que encontramos en cajas en el supermercado y muy especialmente si vienen con algún dibujo, regalo o personaje famoso en la caja
- Mermelada
- Miel
- Chocolates y chocolatinas
- Yogures que se comercializan «para bebés o para niños», yogures de sabores u otros postres lácteos como flanes, natillas, copas de chocolate, batidos lácteos…
- La mayoría de cereales solubles que suelen tomar por biberón los bebés que siguen los métodos convencionales de alimentación complementaria ¿No te suena eso de con 7 cereales y miel o cereales con galleta María?

- Bollería y repostería (casera o no, salvo que sea casera sin ningún endulzante, salvo frutas)
- Caramelos y gominolas de cualquier clase
- Helados
- Zumos. Sí, los naturales también, tal y como apunta la OMS, que no es lo mismo que comer fruta entera como se explica en el capítulo de las frutas
- Bebidas azucaradas con o sin gas (el hecho de que un refresco no tenga gas no quiere decir que tenga menos azúcar que sus homólogos)

Y ahora bien… ¿Cuántos niños menores de dos años conoces que no suelan comer ningún alimento de la lista? Tic…Tac… Tic…Tac… ¡Suerte en la búsqueda!

¿Y para niños mayores de 2 años? ¿Cuánto suponen 25 g de azúcares añadidos? Aquí dejo algunos ejemplos de alimentos que ya superan esta recomendación máxima:

- 1 sobre de cacao en polvo azucarado + 5 galletas tipo María = 28 g de azúcares
- 1 sobre de cacao en polvo azucarado + un puñado pequeño (30 g) de cereales de desayuno para niños = 31,6 g de azúcares
- 1 magdalena u otra pieza de bollería + un zumo de naranja = 28 g de azúcares
- 2 rebanadas de pan de molde con mermelada + un zumo de naranja = 29 g de azúcares

Dicho esto, no sé si te habrás dado cuenta de que la inmensa mayoría de los niños superan las cantidades máximas recomendadas para los azúcares libres ¡tan sólo en el desayuno! Si a eso le sumamos el resto de alimentos consumidos en un día… casi mejor que no echemos más cuentas porque el panorama no es muy alentador ¡Y todavía hay profesionales sanitarios que siguen recomendando añadir galletas en la merienda de los bebés!

Y lo peor de todo, es que cuando se suelen mostrar este tipo de datos, a la mayoría de padres lo primero que le viene a la cabeza es: «¿Y entonces qué le doy para desayunar a mi hijo?». ¡Qué bien hacen su trabajo las campañas de *marketing* de ciertos productos para que este tipo de alimentos se consideren los normales y para que no se nos ocurran otras opciones!

Llegados a este punto, si todavía piensas que la normativa sobre la composición de productos infantiles protegerá a nuestros niños e impedirá que se le añadan azúcares a estos alimentos, te equivocas. Sí que existe legislación al respecto, pero es tan laxa que permite añadirle azúcares a los productos infantiles, hasta tal punto que en alimentos como los cereales reconstituidos, bizcochos o galletas, el 30 % de la energía que proporcionan puede provenir de los azúcares añadidos por el fabricante siendo totalmente legal[(4)]. Se ha demostrado en diversas investigaciones que la mayoría de alimentos dirigidos a niños presentan un perfil nutricional desaconsejable[(5-7)].

¿Quién se encarga entonces de velar por la salud de nuestros pequeños? Pues en algunos aspectos, tendrás que hacerlo tú mismo por tu cuenta, aunque en algunos momentos te puedas sentir como un pequeño salmón nadando a contracorriente en medio de un río caudaloso, pero por la salud presente y futura de tus hijos, merece la pena todo el esfuerzo.

Este es otro motivo más para no seguir los métodos convencionales de alimentación y otro punto favorable al BLW. De hecho, si hay una premisa básica en nutrición pediátrica es: «no le compres a tu hijo productos especiales para niños» (a excepción de la leche de fórmula en menores de un año que no puedan tomar leche materna).

Sin embargo, según un ensayo clínico reciente que comparó la ingesta de nutrientes entre familias que habían seguido BLW en comparación con los que habían sido alimentados de la forma tradicional[(9)], el 57% de los bebés estudiados había consumido al menos un tentempié dulce durante los tres días anteriores a los siete meses de edad, por lo que se ofrecían alimentos con azúcares añadidos a muchos bebés, a pesar de las recomendaciones de no hacerlo. Además, el 7% de los bebés ya consumía el 5% o más de su energía total como azúcares añadidos. A los 12 meses, el número de bebés que superaba las recomendaciones máximas de consumo de azúcares libres había aumentado a uno de cada tres niños, y a los 24 meses, a tres de cada cuatro. Y aunque los bebés que aplicaban BLW tenían menos probabilidades que los alimentados con cuchara de tener un consumo excesivo de azúcares añadidos a los 7 meses de edad, a los 24 meses ya no había diferencias aparentes entre ambos grupos en el consumo de azúcares. Esto muestra una tendencia preocupante.

Y aunque en el BLW se alienta el uso de alimentos frescos no procesados, es fundamental saber interpretar mínimamente las etiquetas de los alimentos. Un problema añadido a la hora de interpretar las etiquetas es que hay muchas formas distintas de llamar al azúcar en el etiquetado, más de 50, y no suele aparecer con el nombre «azúcar» tal cual, sino con otros nombres: siropes, jarabes, melazas, concentrado de zumo de frutas, palabras acabadas en -osa (dextrosa, fructosa, glucosa, maltosa, sacarosa...), miel, néctar, caramelo... Lo que puede llevar a confusión.

> **Un producto tiene un bajo contenido en azúcar cuando lleva menos de 5 g/100 g o menos de 2,5 g/100 ml y puede considerarse sin azúcares cuando tiene menos de 0,5 g/100 g o menos 0,5 g/100 ml[(8)].**

Hay que diferenciar en el etiquetado el término «sin azúcar» de «sin azúcares» o «sin azúcares añadidos». El término «sin azúcar» quiere decir sin sacarosa, sin azúcar de mesa, pero que puede llevar otros azúcares añadidos en su composición como por ejemplo, la fructosa. El término «sin azúcares» se refiere a los productos que llevan menos de 0,5 g/100 g de producto, pero el producto puede estar endulzado con edulcorantes. «Sin azúcares añadidos» quiere decir que el fabricante no le añadió ningún azúcar más al producto del que por sí pueden traer algunos alimentos que forman parte él, naturalmente presentes como frutas, eso sí puede estar endulzado con edulcorantes.

Con respecto a la miel, su consumo ha sido asociado en repetidas ocasiones con el botulismo en bebés, porque puede contener esporas de *Clostridium botulinum*, y por este motivo no debería ser introducida antes de los 12 meses[3]. De todas formas, tampoco es aconsejable introducirla después, ya que entre la recomendación de evitar los azúcares hasta los dos años, y limitarlos después, se encuentra también la miel.

Otros azúcares que se recomienda evitar son, además de la miel, la panela, el sirope de arce, el azúcar moreno… Y también se deben evitar los edulcorantes tanto naturales como artificiales, para no acostumbrarlos a los sabores dulces. Debemos acostumbrarlos a los sabores originales de cada alimento, ya que desacostumbrarse después es muy difícil.

Bibliografía

1. World Health Organization. *Guideline: Sugars Intake for Adults and Children.* Geneva: 2015.
2. Vos, MB.; Kaar, JL.; Welsh, JA.; Van Horn, LV.; Feig. DI.; Anderson, CA. *et al.* Added Sugars and Cardiovascular Disease Risk in Children: A Scientific Statement From the American Heart Association; 2016. pii: CIR.0000000000000439. [Epub ahead of print]
3. Agostoni, C.; Decsi, T.; Fewtrell, M.; Goulet, O.; Kolacek, S.; Koletzko, B. *et al.* Complementary feeding: a commentary by the ESPGHAN Committee on Nutrition. *J Pediatr Gastroenterol Nutr.* 2008; 46(1): 99-110.
4. Comisión de las Comunidades Europeas. *Directiva 2006/125/CE de la Comisión de 5 de diciembre de 2006 relativa a los alimentos elaborados a base de cereales y alimentos infantiles para lactantes y niños de corta edad.* DOUE. 6 dic 2016.
5. Harrison, K.; Marske AL. Nutritional content of foods advertised during the television programs children watch most. *Am J Public Health.* 2005; 95: 1568-74.
6. Elliott C. Assessing «fun foods»: nutritional content and analysis of supermarket foods targeted at children. *Ob. Rev.* 2008; 9: 368-77.
7. Elliott CD. Sweet and salty: nutritional content and analysis of baby and toddler foods. *J Public Health* (Oxf). 2011; 33: 63-70.
8. Parlamento Europeo y Consejo de la UE. *Reglamento (CE) n.º 1924/2006 del Parlamento Europeo y del Consejo, de 20 de diciembre de 2006, relativo a las declaraciones nutricionales y de propiedades saludables en los alimentos.* DOUE. 30 Dic 2006.
9. Williams Erickson L, Taylor RW, Haszard JJ, Fleming EA, Daniels L, Morison BJ *et al.* Impact of a modified version of baby-led weaning on infant food and nutrient intakes: The BLISS randomized controlled trial. Nutrients. 2018;10(6).pii:E740)

24. ¿Tomará demasiada sal?

La sal de mesa está compuesta de sodio y cloro, dos minerales que son esenciales para la salud, pero que sólo se necesitan en muy pequeñas cantidades. El sodio y el cloro están presentes de forma natural en muchos alimentos y no es necesario añadirlos durante la preparación de la comida, ya que de por sí el sodio contenido en los alimentos es suficiente para cubrir las necesidades diarias.

Tanto la OMS, como la ESPGHAN, la AAP o la AEP recomiendan evitar la sal durante el primer año de vida, ya que el sistema renal del bebé está aún poco desarrollado para procesar grandes cantidades de sodio, así que la recomendación es no añadir nada de sal durante el cocinado en la comida del bebé desde el inicio de la diversificación alimentaria a los seis meses.

Tal vez alguien piense que a los niños no les afecta tanto el consumo de sal como a los adultos, pero la importancia principal radica en que se debe evitar añadir sal a las comidas porque la costumbre de ingerir grandes cantidades de sodio puede producir hipertensión, enfermedades cardiovasculares y algunos tipos de cáncer en edades posteriores. Así que es una buena idea enseñar a los niños a evitar la sal añadida, a que se acostumbren a los sabores de los alimentos en su estado natural, para que de adultos no demanden los sabores salados.

Añadimos sal a la comida bien por hábito o bien porque hemos aprendido el gusto por el sabor salado. Muchas personas piensan «voy a añadirle algo de sal para que le sepa mejor» o «pobre, esta comida así no le va a saber a nada». Sin embargo, no somos conscientes de que nosotros pensamos que con sal sabe mejor porque es el sabor al que nos hemos acostumbrado desde pequeños. Las preferencias alimentarias de los niños son casi como un lienzo en blanco. Vienen todavía sin pintar, apenas con unos trazos, dependerá de los colores que le ofrezcamos al niño para que salga un cuadro u otro.

La OMS recomienda un consumo máximo diario por persona de 5 g de sal[1] y la ingesta actual en España se estima en 9,8 g por persona y día, según un estudio realizado por la Agencia Española de Consumo, Seguridad Alimentaria y Nutrición (AECOSAN), es decir, que duplica las recomendaciones de la OMS[2]. Reducir el consumo de sal a un máximo de 5 g por día reduciría de forma significativa la prevalencia de enfermedades cardiovasculares, incluso una reducción de tan sólo un 30 % ya resultaría beneficio para la salud pública[3,4]. Con este panorama, es mejor acostumbrar bien el paladar de los más pequeño.

Al mismo tiempo, es importante destacar que la mayor parte del sodio que ingerimos a través de nuestra dieta no proviene de la sal que añadimos a nuestros platos mientras cocinamos, sino que aproximadamente el 77 % proviene de la sal contenida en alimentos procesados que consumimos habitualmente como el pan, los precocinados, quesos, aperitivos salados, conservas, cereales de desayuno, galletas, bollería, pastillas de caldo, salsas comerciales y carnes procesadas.

El posible consumo de un exceso de sal en bebés que aplican BLW es una de las preocupaciones por parte de algunos profesionales sanitarios a la hora de recomendar este sistema, ya que uno de las premisas de este enfoque es compartir las comidas familiares y no hacerle una comida diferente al niño, sino pequeñas adaptaciones.

Sin embargo, esto dependerá de la educación alimentaria de quien cocine. Se puede hacer la misma comida para toda la familia y cocinar todo sin sal y que quien quiera añadirle algo de sal, lo haga *a posteriori*. De todas formas, es el momento ideal para empezar a cocinar con menos sal y utilizando otros condimentos para realzar el sabor, ya que de nada sirve que el bebé coma sin sal hasta el año, si después va a comer salado el resto de su vida.

Este enfoque también se centra en consumir alimentos no procesados o mínimamente procesados, es decir, lo más parecidos posible a su estado natural, y en consecuencia, alimentos sin sal añadida. Hay que tener cuidado con alimentos como el pan si no lo hacemos nosotros, hoy en día se puede encontrar fácilmente sin sal en cualquier panadería. También debemos tener cuidado con los quesos y las conservas, que tampoco son difíciles de encontrar bajos en sal. Productos como aperitivos salados (como los gusanitos), precocinados, galletas, cereales de desayuno procesados... son alimentos a evitar por otras cuestiones nutricionales y no son alimentos recomendados para ofrecer a niños que apliquen BLW ni a los demás, por lo que ya se presupone que los niños que siguen este enfoque no ingerirán sal proveniente de este tipo de productos.

Es útil saber interpretar el etiquetado de los alimentos según su contenido en sal porque puede resultar bastante lioso para el consumidor. Principalmente hay dos aspectos que pueden inducir a error a la hora de interpretar el contenido en sal de un alimento:

Por un lado, el mensaje de «contenido reducido de sal» no significa necesariamente que el producto sea bajo en sal, sino que le han reducido al menos un 25 % la sal que contiene con respecto a los alimentos de su misma categoría.

Y por otro lado, en las etiquetas, la sal no siempre aparece con este nombre, sino que a veces viene expresada como «sodio», un componente que forma parte de la sal, lo que dificulta la interpretación de la etiqueta, ya que para saber la cantidad de sal que lleva el alimento en cuestión, hay que multiplicar la cifra de sodio por 2,4. Habitualmente, los alimentos que expresan su contenido en sal en la etiqueta como sodio, suelen ser alimentos ricos en sal. El fabricante sabe que no te vas a ir al supermercado con una calculadora y al expresarlo como sodio da la impresión de que lleva menos cantidad. Y sin embargo, al hacer la conversión de sodio a sal, pueden tener más cantidad que sus homólogos.

Clasificación de los alimentos en función de su contenido en sal[5]:

- **Bajo contenido de sal:** Tiene que tener menos 0,3 g de sal por cada 100 g de producto o menos de 0,12 g de sodio
- **Muy bajo contenido de sal:** Debe tener menos de 0,1 g de sal por cada 100 g de producto o menos de 0,04 g de sodio
- **Sin sal:** Debe tener menos de 0,01 g de sal por cada 100 g de producto o menos de 0,05 g de sodio

Consejos para no utilizar sal

1. Comprar más alimentos frescos no procesados o bien congelados al natural.
2. Cocinar sin sal o con muy poca sal (y yodada) para toda la familia y utilizar especias o hierbas aromáticas para potenciar el sabor, en lugar de sal.
3. Cocinar los alimentos al vapor: al no estar en contacto el alimento con el agua, el alimento conserva mejor tanto los nutrientes como el sabor.
4. Se debe tener mucho cuidado con la sal oculta de los alimentos procesados, es decir, la que le ha añadido el fabricante a alimentos que compramos. Conviene reducir la ingesta de productos procesados, y en su caso, escoger los elaborados sin sal o con bajo o muy bajo contenido en sal o sodio (para ello hay que comprobar la etiqueta nutricional), como los panes, los quesos, las conservas…
5. No utilizar pastillas de caldo a la hora de cocinar, utilizar en su lugar agua o caldos caseros. Podemos aprovechar el agua de cocción de las verduras u otros alimentos y congelarlo para utilizarlos en otra ocasión.
6. No utilizar habitualmente verduras, pescados, carnes o legumbres en conserva, ya que suelen llevar sal añadida.

Bibliografía

1. Diet, nutrition and the prevention of chronic diseases: report of a joint WHO/FAO expert. Geneva: WHO, 2003916
2. Ortega, RM.; López-Sobaler, AM.; Ballesteros, JM.: Pérez-Farinós N, Rodríguez-Rodríguez E, Aparicio A *et al.* Estimation of salt intake by 24 h urinary sodium excretion in a representative sample of Spanish adults. *Br J Nutr* 2011; 105(5): 787-794.
3. Hendriksen, MA.; van Raaij, JM.; Geleijnse, JM.; Breda, J.: Boshuizen, HC. Health gain by salt reduction in europe: a modelling study. *PLoS One.* 2015 mar 31; 10(3): e0118873.
4. He FJ, Li J, Macgregor GA. Effect of longer term modest salt reduction on blood pressure: Cochrane systematic review and meta-analysis of randomised trials. *BMJ.* 2013; 346: f1325.
5. Parlamento Europeo y Consejo de la UE. *Reglamento (CE) n.º 1924/2006 del Parlamento Europeo y del Consejo, de 20 de diciembre de 2006, relativo a las declaraciones nutricionales y de propiedades saludables en los alimentos.* DOUE. 30 Dic 2006.

25. ¿Ingerirá suficientes calorías y nutrientes?

Como se ha comentado ya a lo largo del libro, este enfoque se basa en la autorregulación de la ingesta por parte del bebé, teniendo en cuenta que comerá más si tiene hambre, y no comerá o parará de comer si no tiene hambre. Y si tiene hambre quiere decir que necesita comer en ese momento, mientras que si no tiene hambre, quiere decir que no necesita comer o bien que está enfermo, en cuyo caso, una vez instaurado un adecuado tratamiento para la enfermedad en cuestión, recuperará el apetito, al igual que nos ocurre a los adultos.

Ningún niño pasa hambre teniendo comida a su alcance. Ningún bebé decide voluntariamente pasar hambre dejando de comer siempre que tenga comida a su disposición. ¿Por qué iba un bebé a decidir no comer si lo necesitase teniendo cierta variedad de alimentos delante?

Sí, ingerirá las calorías que necesita, como se concluye en recientes ensayos clínicos[(2)] pero siempre y cuando se le sepa ofrecer una variedad de alimentos adecuada y no hay diferencias en la ingestas de hierro[(3)] o zinc [(4)] en los bebés que siguen BLW con asesoramiento profesional en comparación con los bebés alimentados con cuchara.

En general, las investigaciones muestran que el BLW con asesoramiento parece dar como resultado una dieta que es tan nutricionalmente adecuada como la alimentación con cuchara tradicional[(5)].

De esta forma, para asegurar una adecuada variedad, se le ofrecerá como mínimo un alimento de cada uno de estos grupos en cada una de las comidas principales:

- **Un alimento rico en hierro:** carnes, pescados, mariscos, vísceras, huevos, legumbres…
- **Un alimento rico en almidón:** pan integral sin sal, patata, pasta integral, cuscús integral, quinoa, amaranto, mijo, trigo sarraceno, boniato, yuca, arroz (con moderación), legumbres (son alimentos ricos en hierro no hemo y a la vez en almidón) y elaboraciones con harinas como arepas, tortitas…
- **Un alimento rico en grasas:** aceite de oliva virgen extra, aguacate, harina de almendras, crema de cacahuete, de almendras, de avellanas o de anacardos 100 %, tahini, coco rallado o leche de coco, pescado azul (el pescado azul ya hace por alimento rico en hierro y rico en grasas).
- **Una verdura u hortaliza o varias:** Si el alimento rico en hierro contiene hierro de tipo no hemo, incluir preferentemente una verdura rica en vitamina C.
- **Una o varias frutas de temporada**, como postre o formando parte de la comida. Si el alimento rico en hierro contiene hierro de tipo no hemo, incluir una fruta rica en vitamina C.

Bibliografía

1. Cameron SL, Taylor RW, Heath AL. Development and pilot testing of Baby-Led Introduction to SolidS a version of Baby-Led Weaning modified to address concerns about iron deficiency, growth faltering and choking. *BMC Pediatr.* 2015; 15: 99.
2. Taylor RW, Williams SM, Fangupo LJ, Wheeler BJ, Taylor BJ, Daniels L *et al.* Effect of a Baby-led Approach to Complementary Feeding on Infant Growth and Overweight: A Randomized Clinical Trial. *JAMA Pediatr.* 2017 :171(9):838-846.
3. Daniels L, Taylor RW, Williams SM, Gibson RS, Felming EA, Wheeler BJ *et al.* Impact of a modified versión of baby-led weaning on iron intake and status: a randomised controlled trial. *BMJ Open.* 2018;8(6):e019036.
4. Daniels L, Taylor RW, Williams SM, Gibson RS, Samman S, Wheeler BJ *et al.* Modified version of baby-led weaning does not result in lower zinc intake or status in infants: a randomized controlled trial. J Acad Nutr Diet. 2018; 118 (6): 1006-1016.e1.
5. Williams Erickson L, Taylor RW, Haszard JJ, Fleming EA, Daniels L, Morison BJ *et al.* Impact of a modified version of baby-led weaning on infant food and nutrient intakes: The BLISS randomized controlled trial. Nutrients. 2018;10(6).pii:E740.

26. Repasando los conceptos básicos para empezar...

Lactancia materna a demanda

Al principio intenta ofrecerle el pecho antes de las comidas. Los alimentos distintos de la leche entre los 6 y 9 meses han de suponer tan sólo la quinta parte de la ingesta energética del bebé[1], que ascenderá a la mitad a los 9 meses. El resto de nutrientes los aporta la leche materna, que sigue siendo su aporte principal durante el período de alimentación complementaria.

Empieza a ofrecer los alimentos con forma del dedo de un adulto[2]

Los trozos de comida deberían ser lo suficientemente largos para que el bebé los pueda coger y que la comida sobresalga de su mano. Comprueba que la comida está suficientemente cocinada, probando un trozo tú mismo (deberías ser capaz de aplastarlo con la lengua contra el paladar). Si no eres capaz, hay que cocinarla un poco más y probar otra vez.

Intenta hacer el mismo menú para todos

Puedes hacer adaptaciones menores (de textura, sal...) en función de sus habilidades sobre todo al principio, pero que no sea un menú totalmente distinto. Los bebés también aprenden por imitación.

Incluye siempre a tu bebé a la hora de comer como uno más de la familia

Habla con tu bebé de tanto en tanto mientras explora y come su comida, y mantén el contacto visual como uno más de la familia. No le pongas la comida o la cena antes de los demás, comed y cenad en familia siempre que sea posible.

Ofrece variedad de comida

A los bebés les encanta la variedad. Ofrécele comidas diferentes o sírvele los mismos alimentos preparados de diferentes formas. Y si ves que no hace caso a algún alimento en concreto, puedes seguir ofreciéndoselo de otras formas, sin darle importancia si no lo come. La exposición continuada a un mismo alimento es una de las maneras de que el bebé acabe manifestando interés por probarlo (y más si te lo ve comer a ti).

No le metas prisa a tu bebé

Permite que él decida su ritmo para comer en cada momento. En particular, no te tientes a ayudarle poniéndole comida en la boca por él.

Ofrécele opciones saludables

Limita al máximo los alimentos procesados que tengan grasas de mala calidad, sal o azúcares añadidos. Ofrécele a tu bebé alimentos en su estado original o mínimamente procesados.

Sigue siempre las normas básicas de seguridad:

a. Asegúrate de que tu bebé está apoyado en una posición erguida (nunca inclinado hacia atrás) mientras está comiendo.

b. No dejes nunca a tu bebé solo mientras come.

c. No ofrezcas comida como frutos secos enteros, palomitas, cerezas o uvas enteras o cualquier otro alimento de forma esférica sin trocear.

¡Disfrutad del proceso!

Bibliografía

1. Asociación Española de Pediatría de Atención Primaria. *13 Curso de actualización de Pediatría de Atención Primaria*; 2016. [citado 12 Oct 2016] Disponible en: https://www.aepap.org/sites/default/files/noticia/archivos-adjuntos/7_final_np_blw_y_etiquetado_nutricional.pdf
2. Daniels L, Heath AL, Williams SM, Cameron SL, Fleming EA, Taylor BJ et. al. Daniels, L.; *et al.* Baby-Led Introduction to Solids (BLISS) study: a randomised controlled trial of a baby-led approach to complementary feeding. *BMC Pediatrics*. 2015; 15: 179.

Bloque IV. ¡A cocinar!

Desde la perspectiva BLW no le hemos de cocinar al bebé una comida diferente a la del resto de la familia. Sin embargo, y sobre todo en los inicios, en muchas ocasiones tendremos que hacer algunas adaptaciones de textura o idoneidad.

Cuando se comienza con el BLW es mejor que sea el resto de la familia la que se adapte al bebé y hacer la misma comida para todos y no al revés, es decir, que tendremos en cuenta al bebé a la hora de planificar las comidas. No obstante, podemos tener siempre en el congelador preparaciones de distintas carnes, pescados o legumbres cocinadas de maneras más blanditas de comer para los bebés que están empezando.

Por otro lado, debemos recordar que los menores de un año deben comer sin sal, por lo que si queremos añadir sal para el resto de la familia, lo haremos al final de la cocción, después de haber separado la parte destinada al bebé.

Las dudas más habituales suelen ser: cómo incluir los cereales al no tomar papillas o cómo incluir alimentos como carnes o frutos secos de maneras blanditas para poder empezar. Por ello, en los siguientes capítulos se muestran algunos ejemplos de recetas con ideas para incluir cereales, verduras, legumbres, frutos secos y alimentos ricos en hierro.

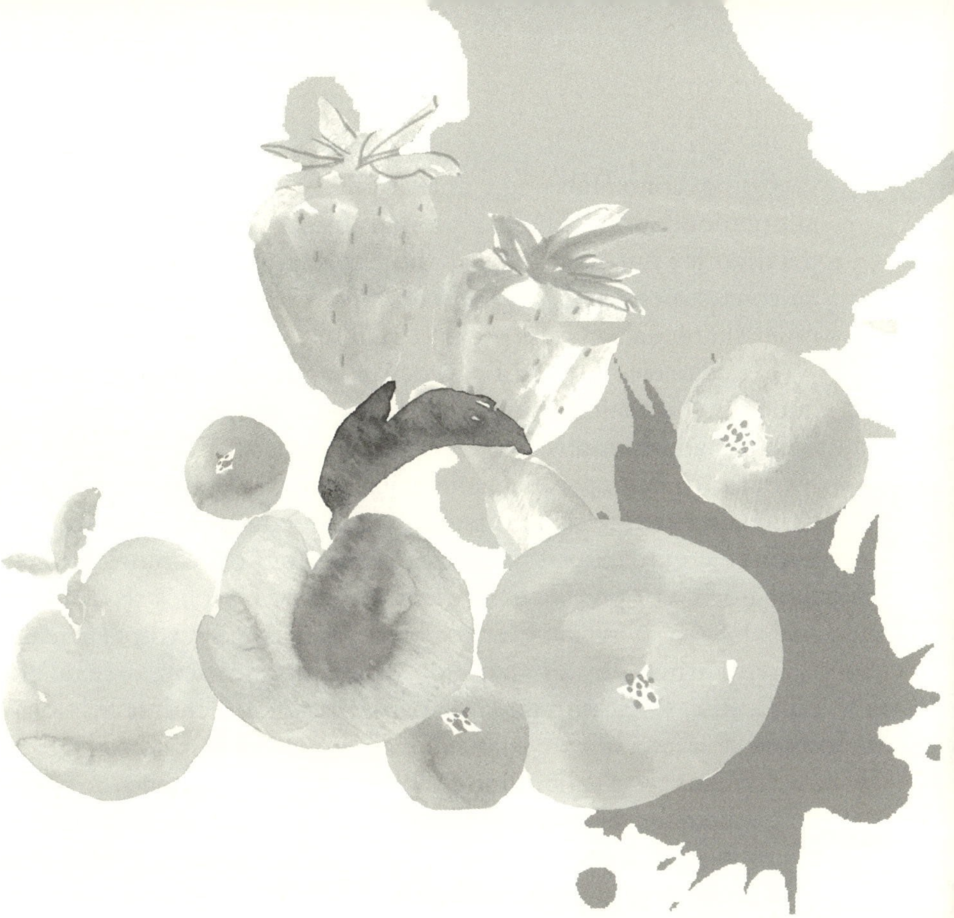

Debemos recordar la importancia de incorporar alimentos ricos en hierro desde el inicio, a los seis meses. Los alimentos ricos en hierro suelen ser los que tienen una textura más difícil para los bebés que empiezan a comer, y muchos bebés todavía no tienen dientes para despedazar alimentos como la carne en trocitos, por eso, a continuación podéis encontrar recetas blanditas para ofrecerlos.

Aunque los bebés pueden chupar trocitos de carne tal cual y obtener nutrientes mediante esos jugos, no es suficiente cantidad para cubrir las elevadas necesidades de hierro que tienen. Por eso es muy importante, ofrecer los alimentos ricos en hierro en formas fácilmente masticables, y asegurar un correcto aporte de este mineral.

Como comentaba con anterioridad, las cocciones al vapor, al microondas o en la olla a presión son idóneas para conservar al máximo los nutrientes de los alimentos, al no estar los alimentos en contacto con el agua o ser cocciones rápidas, así que utilizaremos esta técnica culinaria como preferencia a otras.

El aceite en crudo será más delicado para el estómago del bebé que el aceite cocinado e intentaremos evitar alimentos quemados o demasiado tostados.

Por otro lado, para la elaboración de las recetas se puede utilizar cualquier tipo de harina, pero hay que tener en cuenta que la harina de garbanzos es más rica en hierro y otros nutrientes, seguida de cerca por la harina de almendras. Después se encontraría la harina de avena, y luego el resto de harinas de otros cereales.

Las harinas de garbanzos, de almendras, de avena... se pueden hacer en casa triturando garbanzos crudos, almendras tostadas o copos de avena o bien, se pueden comprar ya hechas.

Algunas recetas llevan pequeñas cantidades de leche. Por orden de preferencia: utilizaremos primero y siempre que sea posible leche materna o leche de fórmula, seguida de bebidas vegetales como bebida de avena o de almendras si ya hemos introducido los frutos secos (evitando las leches de arroz o las que llevan azúcares añadidos) y por último leche de vaca sin adaptar, que aunque no debe ser la leche principal que consuma el bebé durante el primer año de vida, pequeñas cantidades como parte de las elaboraciones culinarias son seguras (siempre teniendo en cuenta de que es uno de los alimentos potencialmente alergénicos y, por ello, debemos dejar pasar de uno a tres días después de su introducción).

Muchas de las recetas llevan huevo. El huevo es un alimento a introducir preferentemente a los seis meses, sin ser recomendable demorar más su introducción.

Dicho esto, cualquier receta es modificable, se puede cambiar una harina por otra, un pescado por otro, una verdura por otra... Son simplemente ideas sobre las que luego cada familia adaptará las recetas a sus gustos y costumbres.

¡Buen provecho!

27. Recetas para incluir CEREALES o PSEUDOCEREALES

Bolitas de quinoa y zanahoria con frutas deshidratadas

Ingredientes (20 unidades):

1 vaso de zanahoria cocida rallada / ½ vaso de quinoa cocida sin sal
50 g de dátiles (sin azúcares añadidos) / 50 g de higos secos (sin azúcares añadidos) / Coco rallado (para rebozar)

Elaboración:

Ponemos todos los ingredientes en un procesador de alimentos o batidora y trituramos todo hasta obtener una pasta.
Si la pasta nos queda muy húmeda le podemos añadir coco rallado.
Hacemos bolitas con las manos y rebozamos en coco rallado.

Notas:

Podemos ofrecer las bolitas para un desayuno o una merienda o como parte de una comida o cena, añadiendo un alimento rico en hierro.
De un día para otro quedan mejor. Se conservan durante varios días en la nevera.

Pan de plátano

Ingredientes:

3 plátanos maduros / 2 vasos de harina de avena / ½ vaso de coco rallado / ¼ vaso de leche / 2 cucharadas de aceite de oliva virgen / 1 cucharada de levadura en polvo

Elaboración:

Precalentamos el horno a 180 °C. Trituramos los plátanos maduros hasta hacer un puré. En un bol mezclamos el puré de plátano, la leche, la levadura, el coco rallado y el aceite de oliva y removemos bien.

Por último, añadimos la harina y volvemos a mezclar hasta obtener una masa homogénea. Pasamos la mezcla a un molde engrasado con aceite de oliva. Espolvoreamos con un poco de coco rallado por encima. Horneamos unos 25 minutos o hasta que al pinchar con un palillo, este salga limpio.

Notas:

Este pan se puede ofrecer como desayuno o merienda. También se puede ofrecer como ingrediente de una comida o cena añadiéndole un alimento rico en hierro y una o varias verduras.
Se conserva varios días en la nevera.

Tortitas de patata

Ingredientes (2 unidades aprox.):

1 patata mediana cocida (se puede sustituir por boniato)
4 cucharadas de harina de avena (sustituible por otra)

Elaboración:

Cocinamos la patata al vapor o en la olla a presión hasta que quede blandita. Con ayuda de un tenedor, aplastamos bien la patata.
Una vez la patata esté molida, se le incorpora la harina de avena y se integra todo bien. Se amasa con las manos limpias y se divide la masa en dos. Se hacen dos bolas y se aplastan formando tortitas.
Se pasan por la sartén con un poco de aceite de oliva vuelta y vuelta.

Notas:

Esta receta sería una idea para un desayuno o como ingrediente de una comida o cena, acompañándolas de un alimento rico en hierro, una verdura y una fruta de temporada de postre.

Pan «de molde» exprés

Ingredientes (por unidad):

2 cucharadas de harina de avena / 1 clara de huevo grande
½ cucharada de levadura
Condimentos al gusto (orégano, canela, ajo...)

Elaboración:

Por un lado, batimos la clara a punto de nieve.
Por otro lado, mezclamos los otros ingredientes y les vamos incorporando la clara de huevo montada. Colocamos todo en un molde de silicona. Metemos al microondas durante un minuto y medio, aproximadamente. Desmoldamos. Con un cuchillo abrimos el pan por la mitad y lo metemos en la tostadora o en la plancha.

Notas:

El huevo es uno de los alimentos potencialmente alergénicos, así que esperaremos 1-3 días en introducir el alimento siguiente si todavía no lo habíamos introducido. Este pan lo podemos ofrecer como parte de un desayuno o bien como ingrediente de una comida o cena, añadiendo una verdura, un alimento rico en hierro, un alimento rico en grasas y una fruta de temporada de postre.

Galletas de avena, plátano y manzana

Ingredientes:

Copos de avena / 1 plátano maduro
1 manzana asada / Canela en polvo

Elaboración:

Asamos la manzana metiéndola al microondas un par de minutos a potencia máxima. Una vez asada y sin la semilla, la machacamos con ayuda de un tenedor junto con el plátano maduro.
Añadimos canela en polvo y removemos bien. Vamos añadiendo copos de avena hasta que la mezcla espese.
Precalentamos el horno a 180 °C. Forramos una bandeja de horno con papel vegetal y añadimos pequeñas porciones de esta masa en forma de galletas.
Horneamos unos 15-20 minutos o hasta que las galletas estén ligeramente tostadas.

Notas:

Estas galletas las podemos ofrecer como desayuno o como merienda. También como parte de una comida o cena añadiéndole un alimento rico en hierro, una o varias verduras y un alimento rico en grasas.

Mug cake de plátano

 Ingredientes (por unidad):

1 huevo / ½ plátano maduro / 2 cucharadas de harina
1 cucharada de postre de levadura / 1 gota de esencia de vainilla

 Elaboración:

Si queremos que el bizcocho quede más esponjoso utilizaremos dos claras y las montaremos a punto de nieve en lugar de un huevo entero. La elaboración es tan sencilla como triturar bien todos los ingredientes y colocarlos en una taza de desayuno (procurando que la mezcla no supere la mitad de la taza). Metemos la taza al microondas a potencia máxima. Lo ponemos 30 segundos y paramos el microondas para mirar si ya está. Si aún no está hecho, lo metemos unos 10 segundos más y lo volvemos a parar. Así consecutivamente hasta que quede con la consistencia deseada de un bizcocho esponjoso. Podemos pincharlo con un palillo si no estamos seguros, aunque se ve bastante bien.

 Nota:

Esta receta sirve como un desayuno o como una cena rápida acompañándolo de una verdura rica en vitamina C.

Pastel de mijo y manzana

 Ingredientes:

1 vaso de mijo (se puede sustituir por amaranto o quinoa)
2 vasos de manzana rallada / 150 g de higos o dátiles deshidratados
1 plátano / ½ vaso de leche / 1 cucharada de canela

 Elaboración:

En la batidora ponemos la leche, el plátano, canela e higos —o dátiles— y trituramos bien hasta que quede una pasta. En un bol mezclamos esta pasta dulce con la manzana rallada y el cuscús, hay que revolverlo bien hasta formar una mezcla homogénea.
Precalentamos el horno a 180 °C. Ponemos la mezcla en un molde y horneamos durante 60 minutos aproximadamente.
Esperamos a que enfríe y refrigeramos para que quede más sólido.

Notas:

Esta receta sirve para incluir tanto en desayunos y meriendas, como en comidas o cenas, acompañada de un alimento rico en hierro, uno rico en grasa y una verdura.

Blinis

Ingredientes (6 unidades aprox.):

200 ml de leche / 100 g de harina de trigo sarraceno

40 g de harina de trigo integral / 1 huevo / 20 g de levadura de fresca

Elaboración:

Mezclamos todos los ingredientes y removemos todo bien hasta formar una mezcla homogénea. Se deja reposar la mezcla tapada hasta que aumente al menos el doble de su volumen, a ser posible mínimo una hora. En una sartén pequeña antiadherente con una pincelada de aceite de oliva virgen, hacemos las tortitas vuelta y vuelta.

Notas:

Si usamos leche de vaca sin adaptar o bebida de soja, debemos recordar que son alimentos potencialmente alergénicos, así que esperaremos 1-3 días en introducir el alimento siguiente si todavía no los habíamos introducido. Lo mismo ocurre con la harina de trigo por su contenido en gluten. No introduciremos el gluten y la leche el mismo día, si no lo habíamos introducido antes. Los blinis los podemos ofrecer por ejemplo como desayuno.

Bizcocho de peras y canela

Ingredientes:

2 vasos de harina / 4 peras maduras / 4 huevos / 6 cucharadas de pasta de dátiles / 3 cucharadas de canela en polvo / 1 sobre de levadura en polvo

Elaboración:

Para elaborar la pasta de dátiles, los dejamos en remojo con un poco de agua durante al menos una hora y luego lo trituramos todo.

Pelamos las peras, reservando una que cortaremos en rodajas. Las otras tres peras las hacemos puré o las rallamos y las mezclamos con los huevos batidos y la pasta de dátiles. Añadimos la harina mezclada con la levadura y la canela. Precalentamos el horno a 180 °C. Colocamos la mezcla en un molde engrasado con aceite de oliva. Horneamos durante 30-40 minutos. Dejamos enfriar antes de desmoldar.

Notas:

Esta receta sirve tanto para ofrecer en un desayuno, como una merienda o como parte de una cena acompañándola de alguna verdura rica en vitamina C.

28. Recetas ricas en HIERRO

Paté de mejillones

Ingredientes:

Mejillones al vapor / Aceite de oliva virgen extra
Unas gotas de limón

Elaboración:

Limpiamos los mejillones y le cortamos las barbas (los pelillos laterales). Para retirar las barbas lo mejor es sujetar con el cuchillo y tirar hacia el lado estrecho de la concha, así con este movimiento conseguimos extraerlas. Luego lavamos bien los mejillones. Metemos los mejillones en una olla junto con las 3 hojas de laurel seco y un vaso de agua. Los ponemos al fuego y le ponemos la tapa a la olla. Cuando comience a hervir contaremos de 8 a 10 minutos para que estén cocidos. Si hay mejillones que no se abren los desecharemos por estar en posible mal estado. Los vaciamos de la concha y los trituramos con un poco de aceite de oliva virgen y unas gotas de limón con ayuda de una batidora, o procesador de alimentos, hasta que quede una masa homogénea.

Notas:

Podemos untar este paté sobre un poco de pan integral sin sal, arepas, tortitas. Se puede hacer también con berberechos o almejas.

Albóndigas de ternera

Ingredientes:

500g de carne picada de ternera / 1 huevo (opcional)
2 dientes de ajo / Un puñado de harina de garbanzos

Elaboración:

Picamos los ajos y los echamos junto al resto de ingredientes de las albóndigas en un bol. Mezclamos bien hasta que quede homogéneo, dejamos reposar media hora la mezcla. Damos forma a las albóndigas y las pasamos por harina de garbanzos. Las cocinamos al vapor durante 30 minutos aproximadamente en una cesta dentro de una olla grande con agua hirviendo o en una vaporera.

Notas:

Las albóndigas se pueden hacer sin huevo, aunque es mejor ofrecerlo ya desde los 6 meses. Podemos utilizar en lugar de pan rallado (que lleva sal), harina de garbanzos. Las ofreceremos acompañadas de un alimento rico en almidón, una verdura, un alimento rico en grasas y una fruta de temporada. Se pueden conservar en el congelador.

Croquetas de salmón

Ingredientes (8 unidades aprox.):

200 g de salmón fresco / 1 huevo batido pequeño
Harina de garbanzos

Elaboración:

Precalentamos el horno a 180 °C.
Mezclamos el salmón desmenuzado (comprobando concienzudamente que no se haya colado ninguna espina), el huevo, el aceite de oliva y la mitad de la harina de garbanzos. Formamos unas 8 croquetas con la mezcla. Rebozamos las croquetas con la

harina de garbanzos. Horneamos durante unos 10 minutos (dándole la vuelta a mitad de la cocción), o hasta que ambos lados hayan tomado un color dorado.

 Notas:

Ofreceremos las croquetas acompañadas de una o varias verduras, un alimento rico en almidón y una fruta de temporada.Se pueden conservar en el congelador una vez hechas.

Hamburguesas de cordero

 Ingredientes:

500 g de carne de cordero picada / 1 huevo pequeño / Perejil picado

 Elaboración:

Picamos la carne de cordero con una picadora o procesador de alimentos. Batimos el huevo. Mezclamos la carne con el huevo batido y el perejil picado, y damos forma a las hamburguesas. Las podemos cocinar al vapor, al horno o a la plancha, con la precaución de, si las hacemos a la plancha, hacerlas a fuego medio-bajo para que se hagan también por dentro y no queden partes crudas. También hay que tener la precaución de que no queden partes quemadas por fuera. De ahí que la cocción al vapor sea más adecuada para que queden hechas de forma homogénea y resultarán más digestivas.

 Notas:

Estas hamburguesas se pueden hacer también con otras carnes picadas como pollo, pavo, conejo, ternera o cerdo. Las ofreceremos acompañadas de una o varias verduras, un alimento rico en almidón y una fruta de temporada de postre. Se pueden conservar en el congelador.

Albóndigas de pescado

 Ingredientes:

Merluza u otro pescado / Patatas / 2 huevos
Cebolleta / Zanahoria / Pimiento / Perejil

Elaboración:

Se cuecen las patatas durante 20 minutos y cinco minutos antes se le añade el pescado. Por otro lado se pican bien la hortalizas y se sofríen a fuego lento hasta que estén blanditas. Cuando la merluza esté cocida, se le quitan bien las espinas y se desmenuza en trocitos pequeños. Se aplasta la patata con un tenedor o pasapurés y se mezcla con los trocitos de merluza, el sofrito de hortalizas y el perejil picado. Se precalienta el horno a 180 °C. Se hacen bolitas con la mezcla y se rebozan con harina de garbanzo y huevo batido. Se hornean unos 10 minutos hasta que cojan un tono doradito.

Notas:

Las ofreceremos acompañadas de un alimento rico en almidón, una verdura, un alimento rico en grasas y una fruta de temporada.
Se pueden conservar en el congelador.

Pastel de carne, patata y calabacín

Ingredientes:

1 calabacín / 4 patatas / Cebolla / Carne de cerdo picada
Pimientos rojos / Medio vaso de leche / 1 huevo

Elaboración:

Cortamos la patata y el calabacín pelado en cuadraditos y lo cocinamos al vapor hasta que quede bien blandito. Una vez listo, escurrimos bien y machacamos todo con ayuda de un tenedor. Doramos la cebolla picada en una sartén con un poquito de aceite de oliva. Añadimos el pimiento rojo picado y sofreímos hasta que esté blandito. Añadimos la carne picada y sofreímos hasta que deje de estar cruda. Colocamos en una fuente de horno una capa en el fondo de puré de calabacín y patata, luego extendemos una capa de la carne picada por encima y para terminar, ponemos otra capa de puré de patata y calabacín. Batimos un huevo y añadimos por encima. Metemos al horno a gratinar.

Notas:

Este plato se puede considerar plato único añadiéndole una fruta de temporada de postre.

Hamburguesas de calamares y verduras

Ingredientes (4 unidades. aprox.):

4 calamares o similar / 1 cebolla / ½ calabacín pequeño / ½ pimiento
1 zanahoria pequeña / 1 huevo / Perejil picado / Aceite de oliva virgen extra

Elaboración:

Limpiamos bien los calamares. Asegúrate de haberle quitado su espina que es como una cañita transparente. Picamos ligeramente las verduras y los calamares. Sofreímos las verduras y los calamares ligeramente en una sartén. Pasamos todo por una batidora o procesador de alimentos. Si le añadimos el huevo, lo haremos en este momento, aunque quedará más líquida la mezcla, por lo que a lo mejor tenemos que añadirle algo de harina de garbanzos para espesar. Le damos forma de hamburguesas y cocinamos en la sartén a fuego bajo durante unos 7 minutos aproximadamente por cada lado.

Notas:

Acompañaremos estas hamburguesas con un alimento rico en almidón y de postre una fruta.

Croquetas de cerdo y boniato

Ingredientes:

1 boniato / 2 filetes de jamón de cerdo fresco / 1 huevo
Harina de garbanzos / Aceite de oliva virgen extra

Elaboración:

Cocinamos al vapor el boniato o lo asamos al horno hasta que quede bien blandito. Una vez esté blando lo pasamos por el pasapurés y o aplastamos con el tenedor. Por otro lado, picamos bien la carne de cerdo y la sofreímos en una sartén con un poquito de aceite de oliva. Mezclamos el puré de boniato con la carne picada y le damos forma de croquetas.

Precalentamos el horno a 180 °C. Rebozamos las croquetas con harina de garbanzos y huevo batido con perejil picado. Horneamos unos 10-15 minutos.

Notas:

Acompañaremos estas croquetas con una o varias verduras. De postre, fruta fresca de temporada.

Pastel de gambas y salmón

Ingredientes (4-6 raciones aprox.):

Salmón (200 g) / Gambas peladas (200 g) / 1 puerro
300 g de calabaza / 4 huevos / Medio vaso de leche

Preparación:

Pochamos el puerro y la calabaza picados a fuego lento en una sartén con un poquito de aceite de oliva. Mientras tanto, pelamos los langostinos y troceamos el salmón, retirándole todas las espinas. Añadimos los langostinos y el salmón y sofreímos unos minutos. Sacamos la sartén del fuego. Precalentamos el horno a 180 °C. Añadimos el huevo y la leche, y trituramos todo con la batidora. Ponemos el pastel en un molde engrasado en el horno al baño María durante unos 45-60 minutos. Cubrimos el molde a mitad de cocción para que no se queme la parte superior. Desmoldamos en frío.

Notas:

El marisco, al igual que el pescado, es uno de los alimentos potencialmente alergénicos, así que esperaremos 1-3 días en introducir el alimento siguiente. Acompañaremos este plato junto con un alimento rico en almidón y una fruta de temporada postre.

29. Recetas para incluir VERDURAS

Pastel de calabacín

Ingredientes (4 raciones):

1 vaso de harina / 1 calabacín / 1 cucharadita de levadura
1 cucharada de aceite de oliva virgen / 4 huevos / Cebolla
Perejil / Especias al gusto

Elaboración:

Primero, batimos los huevos hasta que queden espumosos. Añadimos el calabacín lavado con la piel y cortado en trozos y los demás ingredientes y trituramos con la ayuda de un procesador de alimentos o batidora. Añadimos la harina y mezclamos todo hasta que quede una mezcla homogénea.
Precalentamos el horno a 200 °C. Vertemos la mezcla en un molde engrasado con aceite de oliva o en varios moldes individuales. Horneamos unos 30 minutos o hasta que al pinchar con un palillo este salga seco.

Notas:

Esta receta sirve como plato único para una cena por ejemplo, acompañada de una fruta rica en vitamina C de postre.
Se puede conservar en el congelador por raciones.

Pan plano de calabaza

Ingredientes (8 raciones aprox.)

1 vaso de harina / ⅔ vaso de puré de calabaza

Elaboración:

Primero, haremos el puré de calabaza. Podemos cocinar la calabaza al vapor, al microondas o en la olla a presión para conservar más nutrientes. Si la hacemos al vapor, cortamos la pulpa de calabaza en dados. Colocamos la cesta de cocer al vapor dentro de una olla grande y la llenamos de agua hasta que toque justo el fondo de la cesta. Ponemos los dados de calabaza en la cesta y tapamos la olla. Esperamos a que el agua empiece a hervir y bajamos el fuego, cocinando a fuego lento durante aproximadamente 25 minutos. Pinchamos con un tenedor un dado de calabaza para comprobar si está bien hecha. Si todavía está dura, la dejamos más tiempo. Retiramos la cesta de la olla y vertemos la calabaza cocida en un bol. Hacemos puré la calabaza con un procesador de alimentos, batidora, pasapurés o bien machacándola bien con un tenedor. Por otro lado, si la hacemos en la olla a presión, la cocción sería mucho más corta (de 3 a 8 minutos). En este caso sólo tendríamos que echar la

cantidad justa de agua (hasta que cubra aproximadamente la mitad de la calabaza), cerrar bien la olla y esperar a que tenga presión para empezar a contabilizar el tiempo.
Una vez hecho el puré de calabaza, precalentamos el horno a 220 °C. Mezclamos la harina con el puré de calabaza. Si queda muy húmeda la mezcla, añadimos un poco más de harina y si queda muy seca, añadimos más puré de calabaza hasta formar una masa homogénea. Estiramos la masa en una bandeja de horno cubierta con papel vegetal y extendemos de modo uniforme. Pinchamos con un tenedor la masa por encima y horneamos unos 10-12 minutos.

Notas:

Este pan podría usarse para un desayuno o bien para una comida o cena, en este caso acompañándolo con un alimento rico en hierro, un alimento graso y una fruta de temporada de postre.
Se puede conservar en el congelador para utilizar otro día.

Croquetas de coliflor

Ingredientes (30 unidades):

½ cabeza de coliflor / ½ vaso de harina de avena / 1 huevo
Coco rallado / Perejil picado

Elaboración:

Lavamos y cocinamos la coliflor hasta que esté blanda, mejor si la cocinamos al vapor para que conserve sus nutrientes y no quede muy aguada unos 10-15 minutos. Aplastamos la coliflor con un tenedor o pasapurés. Añadimos la harina de avena, el huevo batido y el perejil picado. Si la masa queda muy blanda, le añadimos más harina de avena. Le damos forma de croquetas con las manos.
Precalentamos el horno a 180 °C. Rebozamos las croquetas en una mezcla de harina de avena y coco rallado. Con ayuda de un pincel y con cuidado les untamos un poquito de aceite de oliva virgen. Horneamos durante 15 minutos.

Notas:

Acompañaremos estas croquetas con un alimento rico en hierro y una fruta de temporada de postre. Se pueden conservar en el congelador.

Albóndigas de berenjena

Ingredientes (4 raciones aprox.):

500 g de berenjenas / 1 cebolla pequeña / 3 dientes de ajo
Harina de garbanzos / 1 rama de perejil picado / 1 huevo
Aceite de oliva virgen extra

Elaboración:

Pelamos y cortamos la berenjena en pequeños cubos, o bien trituramos con ayuda de la batidora. Mientras tanto, precalentar el horno a 200 °C.

Cortar la cebolla muy fina, y sofreímos en una sartén con un chorrito de aceite a fuego medio. Cuando comience la cebolla a estar transparente añadimos el ajo picado. Incorporamos la carne de la berenjena. Dejamos sofreír durante unos diez minutos, removiendo de vez en cuando. Luego, retiramos del fuego. Batimos el huevo con el perejil lavado y picado. Añadimos la berenjena y 4 cucharadas de harina de garbanzos para darle consistencia.

Formamos las albóndigas con las manos. Rebozamos con más harina de garbanzos y colocamos sobre una bandeja de horno forrada con papel vegetal. Horneamos durante 10 minutos.

Notas:

Esta receta se puede utilizar en cualquier comida del día, pero si la utilizamos en una comida o una cena, deberemos añadirle un alimento rico en hierro y una fruta de temporada de postre.

Hamburguesa de champiñones y quinoa

Ingredientes:

150 g de quinoa / 10-15 champiñones / 1 zanahoria pequeña / ½ cebolla
1 diente de ajo / 1 huevo / Harina de garbanzos / Aceite de oliva virgen extra

Elaboración:

Lavamos en agua fría la quinoa. En una cazuela ponemos dos partes de agua por cada parte de quinoa. Cuando el agua esté hirviendo, añadimos la quinoa y esperamos a que esté cocida (sabemos que esta lista porque se abre). Mientras se cuece la quinoa, picamos la zanahoria, la cebolla y el ajo y sofreímos hasta que las verduras estén doradas. Escurrimos la quinoa, pasándola de nuevo por agua fría y mezclamos en la sartén con el fuego apagado. Batimos el huevo para hacer la mezcla, en la que incluiremos la quinoa, el sofrito de verduras y un poco de harina de garbanzos para ayudar a ligar los ingredientes. Si lo enfriamos en la nevera será más fácil poder hacer las hamburguesas. Una vez le hayamos dado forma, las marcamos vuelta y vuelta en una sartén o en el horno.

Notas:

Acompañaremos esta receta en la comida o en la cena con un alimento rico en hierro y con una fruta de temporada de postre.

Base de pizza roja

Ingredientes (4 raciones)

150 g de pimientos asados sin piel / 2 huevos
100 g de harina / ½ sobre de levadura

Elaboración:

Primero tenemos que asar los pimientos en el horno y en caliente quitarles la piel. Separamos las claras de las yemas. Trituramos en la batidora los pimientos con las yemas de huevo hasta obtener una mezcla homogénea

Precalentamos el horno a 160 °C. Montamos las claras a punto de nieve firme. Mezclamos la harina con la levadura y la integramos con la mezcla de pimientos y yemas. Cuando esté todo mezclado, incorporamos las claras con movimientos envolventes para que no pierdan volumen. Cubrimos una bandeja de horno con papel vegetal y extendemos la masa con la ayuda de una espátula.

Horneamos durante unos 10-12 minutos. Ya tenemos una base de pizza de pimientos a rellenar con lo que queramos

Notas:

Se podría utilizar como una comida o cena, rellenando la base de pizza con alguna fuente rica en hierro y alguna verdura más. Y de postre, una fruta de temporada.

También se puede conservar la masa hecha en el congelador.

Hamburguesas de zanahoria

Ingredientes (4 raciones):

1 vaso de zanahoria cruda rallada / 1 huevo
4 cucharadas de harina de avena / Perejil picado

Elaboración:

Mezclamos todos los ingredientes. Dividimos la mezcla en cuatro partes y les damos forma de hamburguesas. Cocinamos al vapor o al horno durante unos 15 minutos.

Notas:

Podemos utilizar esta receta como desayuno, merienda o como parte de una comida o cena, acompañado de un alimento rico en hierro, un alimento rico en grasas y una fruta de temporada de postre.
Se pueden conservar en el congelador una vez cocinadas.

Croquetas de repollo

Ingredientes (4 raciones aprox.):

850 g de repollo / 4 huevos / 3 cucharadas de harina
3 cucharadas de perejil picado / Aceite de oliva virgen extra

Elaboración:

Cortamos el repollo en trozos, lo ponemos en una olla cubierto de agua y lo cocinamos hasta que esté tierno. Escurrimos bien el repollo y lo picamos muy fino. Batimos los huevos en un recipiente, incorporamos el repollo, el perejil, la harina y la leche o caldo, y removemos bien con una cuchara de madera. Precalentamos el horno a 180 °C.
Con ayuda de una cuchara colocamos los montoncitos de la mezcla sobre papel vegetal en una bandeja de horno. Horneamos unos 10-15 minutos.

Notas:

Ofreceremos estas croquetas acompañadas de un alimento rico en almidón y una fruta de temporada de postre.

Muffins de brócoli

□ *Ingredientes (4 raciones aprox):*

1 cabeza de brócoli / 4 huevos / ½ vaso de leche o bebida vegetal

□ *Elaboración:*

Reservamos unos arbolitos de brócoli (1 por cada muffin). Precalentamos el horno a 180 °C. Trituramos el resto de la cabeza de brócoli. Mezclamos el brócoli triturado con los huevos batidos y la leche. Vertemos un poco del brócoli triturado en moldes de muffins con un arbolito de brécol en el medio de cada molde, y terminamos cubriendo con el resto del brócoli triturado. Horneamos unos 30-40 minutos.

□ *Notas:*

Podemos incluir esta receta en una comida o cena acompañada de un alimento rico en almidón y una fruta rica en vitamina C de postre.

29. Recetas para incluir LEGUMBRES

Hummus de calabaza

□ *Ingredientes:*

Garbanzos cocidos sin sal / Calabaza cocida sin sal / Un diente de ajo Tahini (o en su defecto, semillas de sésamo) / Comino molido / Un chorrito de zumo de limón / Un chorrito de aceite de oliva virgen extra / Pimentón dulce

□ *Elaboración:*

Es tan sencillo como triturar muy bien todos los ingredientes e ir probando e ir ajustando a nuestro gusto las cantidades de especias, limón. En lugar de calabaza, se puede hacer con otros ingredientes como zanahoria cocida, pimientos asados, aguacate.

□ *Notas:*

Lo podemos ofrecer untado en unas tostadas o en verduras, por ejemplo en láminas de calabacín o berenjena a la plancha.

Magdalenas de alubias

Ingredientes (12 unidades):

½ vaso de alubias blancas cocidas / ½ vaso de harina

1 vaso de caldo de verduras / 1 plátano maduro / 2 cucharaditas de levadura

Elaboración:

El primer paso es cocer las alubias. En este caso, para el bebé es mejor no utilizar las que se venden ya hervidas porque vienen conservadas en agua con sal y el bebé no debe comer sal al menos antes del año.

Dejamos a remojo del día anterior las alubias y las ponemos a hervir en la olla a presión con la cantidad justa de agua unos 25-30 minutos.

Por otro lado, el caldo de verduras ha de ser natural, no en pastilla ni en brik, ya que esos llevan mucha cantidad de sal. Sólo tenemos que guardar un poco del agua de cocer verduras. Podemos guardarlo en el congelador el día que hirvamos las verduras para utilizar otro día.

Con la ayuda de una batidora o procesador de alimentos, trituramos todos los ingredientes.

Precalentamos el horno a 180 °C. Colocamos en moldes individuales y horneamos unos 25-35 minutos o hasta que al pincharlas con un palillo, este salga limpio. Esperamos a que se enfríen y desmoldamos.

Notas:

Podemos ofrecerlas en la comida o en la cena, acompañados de una verdura rica en vitamina C, un alimento graso (por ejemplo aceite de oliva para aliñar la verdura) y una fruta de temporada rica en vitamina C de postre. Se pueden conservar en el congelador.

Hamburguesa de garbanzos y zanahorias

Ingredientes (3 unidades aprox.):

½ vaso de harina de garbanzos / 6 cucharadas de agua fría

1 vaso de zanahoria rallada (ligeramente hervida).

Condimentos al gusto / Aceite de oliva virgen extra

Elaboración:

Empezamos disolviendo la harina de garbanzos en las seis cucharadas de agua y los condimentos que queramos (perejil picado,

comino, curri). Añadimos la zanahoria rallada y mezclamos todo bien. Calentamos una sartén pequeña con un poquito de aceite de oliva virgen, ponemos parte de la mezcla y aplastamos.
Cocinamos unos 5 minutos a fuego medio o hasta que seamos capaces de darle la vuelta sin romperla y la acabamos de cocinar por el otro lado unos 5 minutos más.

Notas:

Se las podemos ofrecer para comer o cenar, acompañadas de un alimento rico en almidón y una fruta de temporada rica en vitamina C de postre.

Brownie *de lentejas*

Ingredientes (10 porciones):

¾ vaso de lentejas cocidas / ½ vaso de harina
½ vaso de crema de cacahuete 100 % (se puede sustituir por aceite de oliva virgen o por harina de almendras) / ½ vaso de harina de algarroba
½ vaso de bebida de avena sin azúcares añadidos
1 cucharadita de esencia de vainilla / 1 sobre de levadura

Elaboración:

Dejamos las lentejas a remojo del día anterior y las ponemos a hervir en la olla a presión durante unos 20 minutos, o en la olla tradicional unos 45 minutos. Las lentejas que vienen ya cocidas en bote llevan sal añadida. Buscaremos un crema de cacahuete que no lleve nada más que cacahuete como ingredientes o bien la podemos hacer nosotros mismos con ayuda de un buen procesador de alimentos triturando cacahuetes pelados. Colocamos todos los ingredientes en un procesador de alimentos o batidora y mezclamos bien hasta que se integre todo.
Precalentamos el horno a 200 °C. Horneamos unos 12 minutos o hasta que al pinchar con un palillo salga limpio.

Notas:

Podemos ofrecer estos *brownies* en una comida o en una cena acompañados de una verdura rica en vitamina C y de postre, una fruta rica en vitamina C.

El cacahuete es uno de los alimentos potencialmente alergénicos, así que esperaremos 1-3 días para introducir el siguiente alimento, si todavía no lo habíamos introducido.

Creps de garbanzos

 Ingredientes:

4 cucharadas de harina de garbanzos
4 cucharadas de harina de avena
½ vaso de agua / Aceite de oliva virgen extra

 Elaboración:

Mezclamos todos los ingredientes de forma homogénea.
Calentamos a fuego bajo una sartén antiadherente con unas gotas de aceite de oliva virgen. Vertemos con ayuda de un cucharón pequeñas porciones de la mezcla, que cubra finamente la sartén.
Cocinamos por unos 5 minutos o hasta que se desprenda y se le pueda dar la vuelta. Dejamos cocinar un par de minutos más y listo.

 Notas:

Estos creps se las ofreceremos acompañadas o rellenas de una verdura rica en vitamina C y de una fruta de postre rica en vitamina C.

Albóndigas de alubias pintas

 Ingredientes:

120 g de alubias pintas crudas / 1 cebolleta / 1 diente de ajo
1 cucharadita de levadura química
Especias al gusto (curri, comino, cilantro, perejil) / (Harina)

 Elaboración:

Dejamos a remojo las alubias 24 horas antes, cambiándole a ser posible el agua de remojo. Escurrimos las alubias y las secamos bien después de remojadas. Trituramos bien todos los ingredientes y dejamos reposar la masa tapada una media hora.
Con las manos formamos pequeñas bolitas. Si la masa nos queda poco espesa, la ligamos con harina de garbanzos u otra harina.

Cocinamos las bolitas al vapor unos 30 minutos. Así quedarán ya cocidas y con la masa bien compacta, y ya se podrían comer así, para acabar de darle más sabor, las meteremos en una bandeja de horno sobre papel vegetal y con la ayuda de un pincel, los barnizaremos con aceite de oliva virgen extra y hornearemos a unos 180 °C unos 10-15 minutos o hasta que estén doraditas por fuera. Se podrían hacer solo al horno sin hacerlas previamente al vapor, pero quedarían más resecas, y de esta forma quedan más jugosas por dentro.

Nota:

Podemos ofrecer estas albóndigas en una comida o cena acompañadas con una verdura y una fruta de postre rica en vitamina C.
Antes de meter las albóndigas al horno las podemos congelar para utilizar otro día o las podemos aplastar y darle forma de hamburguesas.

Crackers *de avena y cacahuete*

Ingredientes:

200 g de copos de avena (o harina de avena) / 100 ml de agua
3 cucharadas soperas de aceite de oliva
3 cucharadas soperas de crema de cacahuete 100 %

Elaboración:

Con la batidora, trituramos los copos de avena durante un par de minutos hasta que quede hecha harina. Añadimos el aceite, el agua y la crema de cacahuete. Amasamos con las manos y formamos una bola. Cogemos un par de papeles de horno y un rodillo. Colocamos la masa encima de uno de los papeles en la encimera. Sobre la masa colocamos el otro papel de horno y aplastamos con la ayuda del rodillo hasta dejar una pasta fina.
Precalentamos el horno a 200 °C. Con la ayuda de un cuchillo, cortamos en forma de crackers u otra forma que nos guste. Podemos utilizar moldes con formas divertidas. Horneamos durante aproximadamente 15 minutos.

Notas:

Aunque los cacahuetes son una legumbre, su composición nutricional es similar a la de los frutos secos.

Estos *crackers* sirven para un desayuno o una merienda o como parte de una comida o una cena añadiéndole un alimento rico en hierro, una verdura y una fruta de temporada.

Hamburguesas de guisantes

Ingredientes (6 Unidades aprox.):

500 g de guisantes / ½ cebolla / 1 huevo / Harina de garbanzos
1 diente de ajo / Aceite de oliva virgen extra

Elaboración:

Cocinamos los guisantes, preferiblemente al vapor, hasta que estén tiernos. El tiempo de cocción dependerá de si son frescos o congelados. Una vez cocinados los pasamos por agua fría, así se corta la cocción y se mantiene el color verde intenso. En un bol ponemos los guisantes, el ajo picado y trituramos bien hasta que quede un puré. Cuando el puré de guisantes esté listo, , añadimos huevo batido y harina de garbanzos hasta que quede espeso y manejable y mezclamos bien. Calentamos una sartén antiadherente con unas gotas de aceite de oliva. Ponemos la masa en la sartén dándole forma de hamburguesa y cocinamos unos 3-5 minutos por cada lado.

Notas:

Los guisantes son una legumbre fresca y su composición nutricional es más similar a la de las verduras que a la de las legumbres secas.

Las ofreceremos acompañadas de un alimento rico en hierro y con una fruta de temporada.

Falafel de lentejas

Ingredientes:

250 g de lentejas / 2 dientes de ajo / 1 cebolla mediana
Perejil, cilantro, comino / Medio sobre de levadura en polvo

Elaboración:

Dejamos a remojo las lentejas unas 24 horas, revisando que no se queden sin agua al absorberla. Pasado ese tiempo, escurrimos bien el agua y las dejamos secar bien sobre papel de cocina.

Pelamos los dientes de ajo y la cebolla y lavamos el cilantro y el perejil. Trituramos las lentejas bien secas (es importante que estén secas para que luego liguen bien) junto con el resto de ingredientes. Dejamos reposar la mezcla durante al menos una hora.

Pasado ese tiempo, hacemos bolitas con las manos y las aplastamos un poco. Si estuviese muy blanda la mezcla, añadiremos un poco de harina de garbanzos. Las cocinamos al vapor durante al menos 20 minutos. Si queremos que queden más crujientes y tostadas las podemos hornear 10 minutos pinceladas con aceite de oliva virgen.

Notas:

Ofreceremos el falafel acompañado de una verdura y fruta ricas en vitamina C. Se pueden congelar después de cocinarlas al vapor.

Pastel de tofu y cuscús

Ingredientes:

200 g de tofu / 5 cucharadas soperas de cuscús integral

2 cucharadas soperas de harina de almendras / Comino, pimentón

Elaboración:

Dejamos unas horas el tofu escurriendo su agua. Para ello le ponemos algo de peso encima para que haga presión. Hervimos la misma cantidad de agua que de cuscús. Una vez haya hervido el agua, la retiramos del fuego y añadimos el cuscús. Esperamos 5 minutos a que se hidrate. Una vez hecho el cuscús, trituramos todos los ingredientes en la batidora. Colocamos la mezcla en un molde de silicona tapado al microondas a máxima potencia durante unos cinco minutos.

Ya está listo para comer, pero si lo queremos más tostado, lo podemos cortar en trozos y marcar a la plancha.

Notas:

El tofu está elaborado a base de soja. La soja es uno de los alimentos potencialmente alergénicos, por lo que esperaremos aproximadamente 3 días antes de introducir otro alimento nuevo. Ofreceremos este pastel acompañado de una verdura y fruta ricas en vitamina C.

31. Recetas para incluir FRUTOS SECOS de manera segura

Galletitas de almendras y coco

Ingredientes:

1 huevo / 1 vaso de harina de almendras / ½ vaso de coco rallado
½ vaso de harina de garbanzos / 1 plátano maduro
1 cucharada de levadura

Elaboración:

Precalentamos el horno a 180 °C. En un bol mezclamos todos los ingredientes. Con las manos húmedas, le damos forma de galletitas y las colocamos en una bandeja de horno sobre papel vegetal. Horneamos durante unos 12 minutos aprox.

Notas:

Las podemos ofrecer en un desayuno o en una merienda, acompañadas de una fruta de temporada.

Bolitas de dátiles, nueces y calabaza

Ingredientes (8 unidades aprox.):

¾ vaso de dátiles sin semilla / ½ vaso de nueces peladas
⅓ vaso de puré de calabaza / 2 cucharaditas de esencia de vainilla
¼ cucharadita de nuez moscada / ¼ cucharadita de clavo de olor molido

Elaboración:

Colocamos los dátiles en remojo con agua durante al menos una hora y luego los escurrimos bien. Colocamos las nueces en un procesador de alimentos y las trituramos bien hasta que queden finamente molidas. Añadimos el resto de los ingredientes, incluyendo los dátiles bien escurridos. Trituramos todo muy bien hasta formar una mezcla homogénea. Refrigeramos la mezcla durante al menos media hora para que se endurezca. Con las manos formamos bolitas pequeñas. Podemos rebozarlas en harina de almendras, coco rallado, harina de algarroba...

Notas:

Podemos ofrecer estas bolitas como desayuno o merienda.Si la guardamos en un recipiente tapado en la nevera, aguanta varios días.

Bolitas de almendras y limón

Ingredientes:

½ vaso de harina de almendras / ¼ vaso de coco rallado
Ralladura de un limón / 6 dátiles
1 cucharada sopera de crema de cacahuete 100 %

Elaboración:

La receta es tan sencilla como mezclar todos los ingredientes y formar bolitas con las manos. Si se utiliza harina de almendras casera, hecha con almendras tostadas, mejor. Se pueden rebozar en coco rallado, harina de algarroba.

Notas:

Esta receta sirve para un desayuno o una merienda o bien como parte de una comida o una cena, añadiendo una verdura, un alimento rico en hierro y otro rico en almidón. Aguanta varios días en la nevera.

Croquetas de castañas y verduras

Ingredientes:

Castañas / Cebolla, pimiento, zanahoria y calabacín
Harina de avena (para rebozar) / Huevo (para rebozar)

Elaboración:

Primero, debemos elaborar un puré con las castañas, para ello, las ponemos a cocer en agua hirviendo unos 20 minutos o hasta que

al presionarlas las notemos cocidas. Antes de que se enfríen o se sequen, les quitamos todas las pieles. Ya peladas, las trituramos con la batidora o procesador de alimentos.
Por otro lado, picamos las hortalizas y las sofreímos a fuego lento hasta que estén blandas. Fuera del fuego, se mezclan las hortalizas con al puré de castañas y se deja enfriar.
Se precalienta el horno a 200 °C. En frío, se cogen montoncitos de la mezcla, se le da forma de croquetas y se rebozan en harina y huevo. Se colocan en una bandeja de horno cubierta con papel vegetal y se hornean unos 10 minutos.

Notas:

Como pelar las castañas es una tarea laboriosa, el día que se hacen se puede congelar el puré ya hecho para utilizar otro día en otra elaboración. Si las incluimos como comida o como cena debemos añadir un alimento rico en hierro, un alimento rico en grasa y una fruta de temporada para completar el plato.

Bolitas de higos y anacardos

Ingredientes:

Higos secos / Anacardos tostados sin sal
Coco rallado

Elaboración:

Con una buena picadora o procesador de alimentos se trituran bien los anacardos hasta que queden como harina. Se añaden los higos secos y se tritura todo. Queda una mezcla pastosa y manejable para hacer bolitas. Se rebozan en coco rallado

Notas:

Estas bolitas se pueden hacer con cualquier fruta deshidratada y fruto seco siempre que tengamos un buen procesador de alimentos para que no queden trozos duros grandes.
Se pueden rebozar con coco rallado, harina de algarroba, harina de almendras… Estas bolitas se pueden ofrecer para desayunar o merendar.

Paté de pistachos y pimientos asados

Ingredientes:

200 g de pistachos tostados sin sal (peso sin cáscara)
150 g de pimientos rojos asados

Elaboración:

Para elaborar esta receta necesitamos un buen procesador de alimentos o batidora que sea capaz de triturar bien los pistachos.
El primer paso es asar los pimientos en el horno. Después sólo tenemos que triturarlos junto con los pistachos hasta que quede una mezcla homogénea. Debemos asegurarnos de que no quedan trocitos de pistacho y que la mezcla es uniforme.

Notas:

Esta crema sirve para untar en pan sin sal, por ejemplo, y se puede incluir en las comidas principales acompañado de un alimento rico en hierro, uno rico en almidón y una fruta de temporada.

Crema saludable de avellanas

Ingredientes:

Avellanas tostadas sin sal / Harina de algarroba
Dátiles

Elaboración:

Dejamos los dátiles a remojo al menos una hora con un poquito de agua y después trituramos todo hasta formar una pasta.
Si las avellanas están crudas, las tostamos en el horno unos minutos. Necesitaremos un buen procesador de alimentos o batidora. Trituraremos primero las avellanas, a las que añadiremos un par de cucharadas de harina de algarroba e iremos añadiendo cucharadas de pasta de dátiles hasta que esté a nuestro gusto.

Notas:

Esta crema sirve para untar en un pan sin sal, por ejemplo, y se puede ofrecer en un desayuno o merienda.

Hamburguesas de champiñones y anacardos

Ingredientes:

250 g de champiñones o setas / 50 g de anacardos tostados sin sal
50 g de zanahorias / 50 g de cebolla / 50g de calabacín
½ cucharadita de cominos en polvo / Perejil picado
1 cucharadita de levadura en polvo / Aceite de oliva virgen
Harina de garbanzos

Elaboración:

Picamos las hortalizas y las sofreímos hasta que estén blanditas. Añadimos los champiñones. Dejamos cocinar hasta que se haya evaporado el agua. Si los anacardos están crudos los tostamos en el horno. Una vez tostados, los picamos con una buena picadora o procesador de alimentos. Añadimos a la batidora el sofrito con los champiñones, el comino molido, el perejil y la levadura y se tritura todo. Con las manos limpias y la harina de garbanzos le damos forma de hamburguesas y las cocinamos a la plancha.

Notas:

Estas hamburguesas se comerán acompañadas de un alimento rico en almidón y otro rico en hierro. De postre una fruta.

Bizcocho de nueces

Ingredientes (12 raciones aprox.):

3 vasos de harina de avena / 4 huevos / 2 plátanos maduros
½ vaso de nueces picadas / ½ vaso de yogur natural sin azúcar
1 sobre de levadura en polvo

Elaboración:

Primero picamos bien las nueces en una buena picadora o procesador de alimentos hasta comprobar que queda un polvo uniforme. Después, añadimos el resto de ingredientes y trituramos todo. Precalentamos el horno a 180 °C. Colocamos en un molde alargado engrasado con aceite de oliva y horneamos durante aproximadamente 40 minutos.

Notas:

Si lo dejamos tapado con un paño hasta que enfríe conservará toda la humedad. Esta receta se puede incluir por ejemplo, en un desayuno.

Galletitas de piñones

Ingredientes:

250 g de piñones / 150 g de harina / 10 dátiles
Canela en polvo / ½ vaso de agua

Elaboración:

Dejamos a remojo los dátiles en el agua al menos una hora y después trituramos todo hasta formar una pasta. Por otro lado trituramos bien los piñones con una buena picadora o procesador de alimentos asegurándonos de que quede un polvo homogéneo.
Precalentamos el horno a 170 °C. Integramos bien los piñones triturados con la pasta de dátiles, la harina y la canela. Amasamos hasta conseguir una masa de la misma consistencia que la masa de galletas. Si queda demasiado líquida, añadimos más harina, si queda demasiado seca un pelín de agua.
Cubrimos una bandeja de horno con papel vegetal. Extendemos la masa sobre la encimera bien limpia y un rodillo y cortamos con moldes de la forma que más nos guste. Colocamos las galletas en la bandeja del horno y dejamos hornear hasta que estén ligeramente tostadas, unos 10-15 minutos.

Notas:

Estas galletas se pueden ofrecer por ejemplo, en un desayuno o en una merienda. Se pueden conservar congeladas.